CURACIÓN CON
OLIGOELEMENTOS Y MINERALES

© Ediciones Masters
MADRID
Diseño portada y maquetación:
Roberto-Carlos Pérez Rodríguez

Adolfo Pérez Agustí (2019)
edicionesmasters@gmail.com

Cuando revisamos un análisis de un alimento tan simple como una naranja nos encontramos con elementos tan diversos como agua, proteínas, carbohidratos, fibra, pectinas, celulosa, vitaminas, minerales, ácidos y pigmentos, pero ninguna mención a los oligoelementos. Eso puede llevar a la errónea conclusión de que no existen en la preciada fruta, pero no es así como el lector podrá comprobar leyendo este libro, ya que entre otros contiene manganeso, quizá el oligoelemento más importante de todos.

La Oligoterapia no forma parte de los estudios de los nuevos estudiantes de medicina y por ello los grandes laboratorios farmacéuticos no incluyen ninguno de ellos en sus amplios vademécum, pues para qué fabricar lo que nadie recetará. Esta postura priva a los enfermos de una de las formas más inocuas que existen para la curación de enfermedades y, mucho más importante, para su prevención, ya que su papel es tan importante en la salud que bastaría con tomar periódicamente alguno o varios de estos oligoelementos para asegurarnos una gran longevidad y un buen estado de salud.

CAPÍTULO 1

Enzimas y oligoelementos

Aunque los *oligoelementos* (poco) puedan parecer menos importantes en la salud humana que los *macroelementos* (mucho), lo cierto es que su papel en la nutrición es de tal magnitud que habría que considerarlos al mismo nivel que las hormonas. Sin embargo, y como su estudio apenas si data de unos cincuenta años, pocos especialistas le conceden la misma importancia, e incluso los consideran menos vitales que el resto de los nutrientes, especialmente en relación a minerales como el calcio, el sodio o el hierro. Prueba de ello, es que estos últimos son los únicos que figuran someramente en los análisis rutinarios, quedando así bien claro que se sigue asociando cantidad con utilidad.

Los primeros en estudiar los oligoelementos científicamente fueron Gabriel Bertrand, quien trabajó con ellos para mejorar el reumatismo y la artrosis, y Jacques Ménétrier, este último más preocupado por establecer conceptos como diátesis o predisposiciones, esto es, las características de salud negativas que se equilibrarían con un oligoelemento o una combinación de varios de ellos. Con anterioridad, concretamente en el siglo XIII, se utilizaba con cierto éxito el yodo, pues se había observado que las esponjas de mar, ricas en él, eran efectivas contra el bocio. Sin embargo, no fueron las carencias de los oligoelementos lo que dio lugar a la Oligoterapia, sino ciertas hipótesis de 1894 obra de Gabriel Bertrand, quien insistió en que los metales y metaloides existen normalmente dentro de los tejidos vivos en muy pequeñas cantidades y que debían desempeñar un papel esencial como coenzimas o en la estructura de distintas enzimas. Poco pragmático con estas conclusiones, tuvimos que esperar hasta 1932 en que los trabajos de Ménétrier nos hicieron vislumbrar las inmensas posibilidades de los oligoelementos en medicina humana.

A mediados de los años 70, Forsenn dio una definición que fue aceptada por el mundo científico y sirvió para clasificar los oligoelementos propiamente dichos, distinguiéndolos de aquellos elementos que están presentes en cantidades mayores en la materia viva. Refiriéndose a nuestro organismo, definió los oligoelementos como elementos químicos que están presentes en concentración igual o inferior al 0,01 % del peso seco del cuerpo humano. Esta definición, aunque es útil desde un punto de vista meramente cuantitativo, no hace referencia al papel metabólico y bioquímico de los oligoelementos. En este sentido, se logró dar un paso adelante cuando se llegó a la definición de oligoelementos esenciales, clasificando como tales los que desarrollan un papel fisiológico indispensable para la vida.

Un oligoelemento se considera esencial cuando posee las siguientes características:
a) está presente en todos los tejidos sanos de todos los organismos vivos;
b) tiene una concentración en los tejidos relativamente constante;
c) conduce, como consecuencia de su carencia, a alteraciones estructurales y fisiológicas de diverso tipo;
d) previene o cura, mediante su aportación, las afecciones patológicas provocadas por su carencia.

En la actualidad se consideran esenciales los siguientes: flúor, selenio, cobalto, cromo, cobre, hierro, manganeso, molibdeno, níquel, vanadio y zinc. Sin duda, el avance de los estudios pondrá al descubierto otros oligoelementos esenciales, y es probable que, dentro de poco, la lista pueda alargarse.

Creemos interesante precisar que los puntos c) y d) de las características anteriores sugieren una analogía entre los oligoelementos y las vitaminas. En efecto, también éstas producen alteraciones estructurales y fisiológicas en el organismo humano si faltan en la alimentación, y asimismo previenen o curan, mediante su aportación, las enfermedades que provocan con su carencia. Justamente por esta analogía, algunos investigadores han propuesto definir los oligoelementos como vitaminas inorgánicas.

Tras definir el aspecto cuantitativo de los oligoelementos y especificar hasta qué punto resultan indispensables para la vida, queda ahora por aclarar cuál es su papel bioquímico y metabólico. Los metales y metaloides tienen la capacidad de unirse de distinta forma a las estructuras moleculares biológicas de nuestro organismo y de la materia viva en general. Según la naturaleza de la molécula a la que se unen, los oligoelementos pueden tener:

1- Un papel estructural, cuando la molécula asociada es una sustancia orgánica no enzimática, como:
Los pigmentos sanguíneos: hemoglobina.
Las proteínas transmisoras: transferrina, ceruloplasmina, etc.
Las proteínas de depósito: ferrina, hemosiderina.
Las hormonas: insulina, tiroxina, triyodotironina.
Las vitaminas: vitamina B 12.
2- Un papel funcional, cuando los oligoelementos pasan a formar parte de la molécula de un enzima, o resultan indispensables para éste por su funcionamiento catalítico.

Este segundo aspecto nos interesa especialmente, por estar ligado al papel terapéutico de los oligoelementos. Para comprender mejor el papel biológico y terapéutico de éstos, es, pues, necesario, examinar más a fondo su conexión con los mecanismos enzimáticos, base del metabolismo humano. Por ello dedicaremos el próximo capítulo al fascinante tema de la enzimología y del papel catalítico de los oligoelementos.

Las enzimas

El descubrimiento de las enzimas, de sus funciones, de su estructura química y de su aislamiento y estudio sistemático, son etapas de un proceso científico iniciado el siglo XIX y proseguido hasta nuestros días. En estos estudios se ha demostrado la vinculación de los oligoelementos a la actividad enzimática, tal y como se había demostrado en los experimentos de Lazzaro Spallanzani (1729-1799) encaminados a conocer los mecanismos de la digestión de las proteínas. Spallanzani ató con delgadísimos alambres pedacitos de carne e hizo que algunos halcones los engullesen. Al retirar los alambres, la carne había desaparecido, digerida por los jugos gástricos, lo cual venía a demostrar que la digestión se producía merced a unas sustancias especiales contenidas en el estómago de los animales. Posteriormente se llegó a la conclusión de que el hecho se debía al efecto de la acción de los enzimas proteolíticos.

A principios de 1800, otros estudios sobre la digestión de las proteínas y de los almidones en el estómago y en la boca apuntaron la hipótesis de la presencia de una actividad biocatalítica; pero sólo a mediados del siglo el gran investigador Louis Pasteur (1822-1925) logró dar una explicación lógica al fenómeno de la fermentación del azúcar en alcohol etílico por acción de la levadura. Observando atentamente el fenómeno de la fermentación alcohólica, llegó a la conclusión de que ésta ocurría gracias a la acción catalizadora de sustancias especiales contenidas en las células de la levadura. Tales sustancias fueron denominadas enzimas, del griego "en zumé", es decir, "en la levadura".

Su pretensión era justa, pero sólo parcialmente, puesto que Pasteur pensaba que la actividad catalítica de la enzima iba indisolublemente unida a la estructura viva de las células de la levadura. Cincuenta años más tarde, otro gran químico, Eduard Buchner (1860-1917), machacando las células de la levadura en un mortero y, por tanto, triturándolas y matándolas, separó de la masa residual el líquido intracelular, filtrándolo. Uniendo este líquido al sustrato azucarado, obtuvo la fermentación con producción de alcohol etílico. El hecho constituyó un descubrimiento de suma importancia, pues demostró que la actividad catalítica se debía a sustancias químicas, las enzimas, que podían funcionar independientemente de su contexto celular y que, por tanto, podían aislarse y estudiarse en los laboratorios bioquímicos.

Aún serían necesarios 30 años más para conseguir, tras los estudios sistemáticos de Emil Fisher a principios del siglo XX, el aislamiento de la primera enzima en forma cristalina pura. En efecto, en 1926, James Summer aisló la ureasa, extrayéndola de las judías y verificando su estructura proteica. Desde entonces, los estudios se han multiplicado y desarrollado ampliamente, hasta el punto de que la enzimología se ha convertido en una rama fundamental de la bioquímica y, por sus aspectos prácticos y aplicativos, también de la medicina.

Hasta ahora se han identificado más de 2.000 enzimas, y algunas centenares de ellas han sido aisladas en forma cristalina pura, demostrándose que todas las enzimas estudiadas hasta el momento tienen una estructura proteica. Estos estudios nos llevan a dos conceptos que hacen de esta terapia un arsenal terapéutico de primera magnitud, siendo el primero de ellos el de *catalizador*. Como tal entendemos a aquella sustancia química que genera o permite una reacción sin sufrir en sí misma ningún cambio químico. Sería como, por poner un ejemplo, un interruptor de la luz que sin suministrar energía ni ser capaz de generar luz, es indispensable para que ambos elementos se puedan comunicar y ocasionar una reacción.

Las enzimas y los oligoelementos –ambos los catalizadores más importantes–, tienen una función esencial en los organismos vivos donde aceleran reacciones que de otra forma requerirían temperaturas que podrían destruir la mayoría de la materia orgánica. Por otra parte, los elementos que reducen la eficacia de un catalizador, a los que podríamos denominar simplemente como venenos, están presentes a nuestro alrededor, la mayoría creados por el propio ser humano. Y no nos referimos solamente a la polución ambiental y los contaminantes químicos, sino a los fertilizantes y los aditivos, los cuales reducen sensiblemente la capacidad de los catalizadores para generar las miles de reacciones que les son propias.

El otro concepto inherente a la Oligoterapia es la *diátesis*, entendiendo como tal la "disposición a padecer", o dicho más concretamente, la predisposición a padecer determinadas enfermedades. Además, esta tendencia podemos considerar que se desarrollará a tres niveles: físico, intelectual y psicológico, pues no hay alteración orgánica o psicológica que no afecte a las otras dos.

La peculiaridad de la Oligoterapia es que con estos microelementos no se pretende cubrir carencias de alguno de ellos (aunque frecuentemente se dan), sino proporcionar la suficiente cantidad de catalizadores para que la capacidad autocurativa del organismo nunca esté comprometida. Sin embargo, cuando esta propiedad está desbordada o se manifiesta de forma aguda, se hace necesario recurrir a terapias más tradicionales, sean químicas o naturales, que controlarán la enfermedad antes de que deje secuelas irreversibles en el organismo afectado.

Hay otro aspecto que hace sumamente atractiva a esta terapia y es cuando la enfermedad no está todavía somatizada, cuando la persona no se reconoce enferma puesto que apenas si tiene síntomas claros: es lo que denominamos como enfermedad funcional. No hay dolor y siendo este el factor más determinante para que la persona se reconozca enferma, no pondrá los remedios adecuados en esta primera fase. Sin embargo, ya entonces hay síntomas que se pueden encajar dentro de lo que denominamos como diátesis, algunos de los cuales llevarán ya muchos años percibiéndose, pero denominándose como constitucionales o genéticos. Si en ese momento aplicamos la Oligoterapia estaremos frenando la evolución hacia la enfermedad, la predisposición a padecerla.

Diferencias

Oligoterapia catalítica: Según Ménétrier, es el tratamiento idóneo para las enfermedades funcionales y solamente requiere dosis ínfimas (catalíticas) de los oligoelementos.

Oligoterapia nutritiva: Se divulga como un método preventivo, pues parece ser que la carencia de alguno o varios oligoelementos también causa enfermedades concretas, algunas muy graves. Esta carencia, además, sería la causante de numerosas enfermedades psíquicas.

Oligoterapia farmacológica: Es la aplicación de microminerales en altas dosis y su acción no es diferente a la de un fármaco, siendo posible la aparición de reacciones toxicológicas, tal y como sabemos ocurre con la aplicación del litio en las depresiones.

CAPÍTULO 2

Importancia de los minerales

Elementos

Los elementos minerales del organismo humano se separan en tres grupos según su concentración:

1- Elementos básicos como el carbono, hidrógeno, nitrógeno u oxígeno. Sin ellos no hay vida.
2- Elementos minerales, como el calcio, magnesio, fósforo, sodio, potasio, cloro, denominados como elementos importantes. Su papel estructural y funcional es muy importante.
3- Elementos menores y oligoelementos: flúor, hierro, cobre, cinc, además de otros que se encuentran en cantidades más pequeñas, como el selenio, cromo, manganeso, litio, níquel, molibdeno, yodo, cobalto, silicio... Hay otros a los cuales no se les ha encontrado una utilidad orgánica definida pero que poseen ciertos efectos beneficiosos para la salud, como son el oro, plata, aluminio, bismuto o germanio.

Dentro de estas tres categorías, existen otros cuyo papel como catalizadores es abrumador, tal y como ocurre cuando mezclamos una proteína con un mineral, efecto que denominamos como quelación y que el organismo suele hacer si dispone de las herramientas necesarias. Hay también ciertas sinergias muy conocidas, como son la unión del cobalto con la vitamina B12 para curar la anemia, la afinidad del flúor con el esmalte dentario en los niños, la del silicio para formar adecuadamente las fibras colágenas o la del yodo para formar hormonas tiroideas. También es notoria la afinidad del zinc en el metabolismo de la testosterona y las prostaglandinas, o la del cromo con la insulina. ¿Y qué decir del litio en la excitabilidad neuromuscular, acción que es compartida con el calcio y el magnesio?

Curiosamente ahora, con el refinamiento incomprensible de los alimentos, con las cosechas forzadas a que den su fruto año tras año, y con la delgadez considerada como sinónimo de belleza, es cuando la carencia de los oligoelementos es más abundante. Resulta paradójico que sean las sociedades económicamente más poderosas las que más acusan estas deficiencias nutricionales, dejando madurar las frutas en cámaras en lugar de que lo hagan en el árbol, o eliminando el salvado del trigo para luego venderlo por separado.

Inicialmente se descubrió una pérdida importante de vitaminas en el proceso industrial, no considerándose importante la ausencia de los oligoelementos, básicamente porque ni siquiera se analizaban. Además, la poca volatilidad de los macrominerales y la abundancia de estos en la mayoría de los alimentos, ocasionó el poco interés por analizar las pérdidas de los oligonutrientes. Sin embargo, y aunque todavía no se emplean cotidianamente para el restablecimiento de la salud, estas son algunas de las conclusiones que podemos hacer sobre el importante papel que los oligoelementos tienen en la salud de personas, animales y plantas:

-La vida del hombre y su metabolismo se rigen por un conjunto completo y armónico de numerosísimas reacciones bioquímicas;
-estas reacciones pueden desarrollarse sólo si son catalizadas por sustancias especiales denominadas enzimas;
-las enzimas son verdaderos sistemas biocatalizadores, y están constituidas por una parte proteica (apoenzima) y por sustancias especiales llamadas "cofactores";
-los cofactores pueden ser de origen orgánico, no proteico, o elementos inorgánicos (iones metálicos o metaloideos);

-muchos oligoelementos son cofactores enzimáticos y se ha observado que gran parte de las enzimas hasta ahora estudiadas contienen en su molécula un oligoelemento, o son activadas por la presencia de un oligoelemento;

-se ha comprobado que al menos 15 oligoelementos son indispensables para la vida animal; esta necesidad es similar a la de las vitaminas orgánicas, de ahí que algunos experimentadores los hayan definido como "Vitaminas inorgánicas".

-los oligoelementos, justamente por ser tan importantes desde un punto de vista bioquímico, no pueden dejar de tener también un importante papel terapéutico.

Estas conclusiones fueron las que ocasionaron el nacimiento de la Oligoterapia, mucho antes de que la enzimología demostrase el papel y los mecanismos bioquímicos de algunos oligoelementos. Desde ese momento se procedió a un sistemático trabajo de investigación clínica, aunque faltaban los soportes experimentales que revelaran las razones bioquímicas de los éxitos terapéuticos que se obtenían.

Todavía hoy, permanecen oscuros numerosos aspectos bioquímicos, si bien, como veremos a lo largo de este libro, se han alzado ya muchos velos y se comienzan a entrever las soluciones de gran parte de los problemas.

Es de desear que en un próximo futuro exista una mayor colaboración entre esta rama de la medicina natural y la enzimología. Ello servirá para comprender mejor los mecanismos de acción que constituyen la base de los tratamientos oligoterápicos y para desarrollar esta investigación médica que ha obtenido ya tantos logros, proporcionando al hombre valiosísimas armas para mantener y recobrar mejor la propia salud.

Medición de los minerales

Los análisis de sangre permiten detectar algunas carencias, ya sean directamente (Hierro, Calcio, Magnesio, Potasio, Fósforo, Sodio), indirectamente para evaluar una anemia (insuficiencia de Hierro), o de un exceso de colesterol (insuficiencia de Cromo). Permiten también detectar una hipoglucemia o una diabetes y medir los índices hormonales. Sin embargo, algo más preciso es el análisis del cabello, pues se basa en que el cabello concentra los minerales y los metales tóxicos, integrándolos a su matriz proteica a medida que crece.

Esta concentración permite medir con mayor facilidad los minerales en el estado de oligoelementos que en los análisis de sangre. Además, como la sangre es un medio homeostático (o sea, que los elementos que contiene deben mantenerse en concentraciones constantes), extraerá de los tejidos los minerales que le hagan falta para mantener sus constantes, dando por lo tanto un reflejo menos fiel que el cabello. Por ejemplo, es habitual ver que personas que están padeciendo un ataque de tetania presentan un índice de calcio normal incluso durante los ataques, cuando en realidad la carencia ya es importante a nivel del organismo. En cambio, se ha demostrado que la concentración de los minerales en el cabello es similar a la de los tejidos.

El cabello crece alrededor de 1 mm cada 3 días (1 cm por mes), y registra las concentraciones de los minerales como lo haría un CD, hasta tal punto que se puede evaluar en qué momento aumentó o disminuyó la concentración. Por lo tanto, el pelo debe cortarse lo más cerca posible de la raíz para obtener las concentraciones del mes o de los dos meses anteriores. Los valores de referencia se establecen en función de la edad, el sexo y el cabello.

Somos minerales

Aunque la totalidad de los seres vivos están compuestos básicamente de agua y minerales, a éstos últimos no se les ha prestado la debida atención en la nutrición humana, salvo a aquellos considerados como macronutrientes (el calcio y el sodio, por ejemplo), siendo considerados los otros como elementos con bastante menos interés. La razón para este desinterés estaba precisamente en la cantidad de mineral que se podía encontrar en la sangre, bastante pequeña si la comparamos con los líquidos. Un análisis sencillo puede darnos la siguiente proporción:

Oxígeno: 62, 81
Carbono: 19,37
Hidrógeno: 9,31
Nitrógeno: 5,14

El resultado de la suma es del 96,63%, quedando el resto distribuido así:

Calcio: 1,38
Azufre: 0,64
Fósforo: 0,63
Sodio: 0,26
Potasio: 0,22
Cloro: 0,18
Magnesio: 0,04
Hierro: 0,005

Estos minerales suman un 3,355% que unido a lo anterior nos da un 99,985%. Pues el resto, un "ridículo" 0,015% queda para casi 30 componentes denominados "oligoelementos" los cuales intervienen en al menos 600 reacciones enzimáticas, la mayoría vitales para la supervivencia.

Esa proporción tan desmedida entre los líquidos, los minerales y los oligoelementos, fue la razón de que la clase médica los despreciase durante siglos, denominándolos como impurezas o residuos sin el menor interés. Hubo, sin embargo, un médico llamado Valentín Basile que vivió en el siglo XV, y que estaba investigando con el antimonio, el cual encontró que ciertos residuos contenían minerales en abundancia y los administró sin más a los monjes de un convento que estaban ciertamente desnutridos. El problema es que no tuvo en cuenta dosis ni mezclas y la intoxicación fue tan grande que los monjes consiguieron su mayor anhelo: llegar al cielo cuanto antes.

Y ya que hablamos del cielo no debemos olvidar que el mismísimo Dios dejó las cosas bien claras cuando creó a Adán con barro -arcilla-, elemento que solamente contiene minerales. Una vez concluida su mejor obra (hay quien opina que fuimos su mayor error), si la analizamos objetivamente nos encontramos con el hecho de que los minerales del cuerpo humano llegan a constituir más de 3 kilos del peso total, lo que no es gran cosa. Por ello, cubrir nuestras necesidades en cuanto a minerales se refiere no tendría que ser difícil, ya que por poco que comamos siempre tendremos bastante. Además, se encuentran mejor distribuidos por la naturaleza que las vitaminas y no hay grandes pérdidas por el cocinado. Sin embargo, y al igual que ocurre con aquellas, la mano del hombre es capaz de desequilibrar un alimento que en su estado natural es perfecto. El afán por presentar los alimentos con un color impecable, con unas formas geométricas estéticas, envasado y conservado de manera que aguante días y hasta semanas en los depósitos, hace que se pierdan en el proceso aquellos nutrientes más sensibles a la manipulación, entre ellos los minerales.

Pongamos dos ejemplos:

La harina de trigo integral, con su germen incluido, contiene 63 partes de zinc, 0,2 de cobalto, 6,2 de cobre, 1,75 de cromo, 30 de hierro y 0,12 de magnesio. Una vez refinada y blanqueada, las pérdidas de estos nutrientes llegan al 80% y ya solamente encontramos 10,5 de zinc, 0,07 de cobalto, 0,63 de cobre, 0,23 de cromo, 9,1 de hierro y 0,021 de magnesio.

El azúcar, ese alimento extraordinario a quien la mano del hombre ha convertido en un producto dañino para la salud es otro ejemplo, ya que en su presentación como morena (su estado natural es la caña), todavía contiene 52 partes de calcio, 870 de zinc, 40 de cobalto, 44 de fósforo, 4 de hierro y 230 de potasio. Una vez blanqueada y pulverizada ya solamente contiene 5 partes de calcio, 20 de zinc, 1,0 de fósforo, 0,1 de hierro y apenas 0,5 de potasio, habiendo desaparecido ya el azufre, el cobalto y el cloruro.

Las autoridades sanitarias conscientes de éstas pérdidas y en lugar de recomendar procesar los alimentos de manera tal que no se pierdan nutrientes esenciales, permiten que se le añadan algunos de los minerales y vitaminas eliminados durante el refinado, para así conseguir sacar al mercado un alimento más acorde con lo que la naturaleza nos ofrece. Pero al permitir esto comete dos errores: uno, que los minerales añadidos no son orgánicos sino inorgánicos, por lo que su aprovechamiento es menor, y dos, que no presiona a las empresas alimentarias para que no refinen los alimentos y los dejen lo más parecido a como existen en estado natural.

Pero si ya en el proceso de refinado de los alimentos se eliminan una gran cantidad de minerales, la congelación y el posterior descongelado también aportan su granito de arena a este desaguisado. Antes de proceder al enfriamiento de verduras y frutas es necesario cocinarlas previamente, lo que quita ya una cantidad considerable de calcio, manganeso y cinc. Si luego invertimos el proceso y lo descongelamos antes de cocinarlo, en el agua que se escapa se pierden también otra pequeña cantidad, a no ser que no la tiremos y la aprovechemos, lo que no es habitual salvo que pongamos las verduras directamente en la olla.

Los pobres minerales parece que lo tienen difícil para acudir a nuestros estómagos en cantidad suficiente, acabando la mayoría de ellos primero en las cloacas a través de los sumideros de las industrias, y en los desagües hogareños después, si es que aún quedan restos. Pero si este hecho les parece preocupante y piensan que lo mejor es comer los alimentos tan y como se los presentan en los mercados, naturales y sin procesar, no canten victoria porque los agricultores también ejercen esa acción depredadora contra los nutrientes básicos. Si tenemos en cuenta que las cosechas se nutren de la tierra y que cuando se hace la recolección se supone que esa tierra está ya parcialmente agotada, lo lógico sería dejarla reposar una larga temporada y plantar de nuevo después cuando gracias a la lluvia y al sol ya está cargada de energía. Pero la agricultura moderna no tiene piedad y lo mismo que hace con el engorde forzado del ganado, al terreno se le siembra de nuevo, se añaden fertilizantes, pesticidas, agua de pantanos y se elimina toda hierba que pueda aportar nutrientes. Vean una plantación y verán algo limpio, cuadriculado y sin mosquito alguno que pueda molestar. Pero es que sin hojarasca, gusanos, mosquitos y demás bichejos, la tierra se empobrece y no puede aportar a las plantas los minerales que necesitan. La naturaleza cuanto más sucia mejor, aunque estéticamente no nos guste.

Y ahora, después de este razonamiento tan pesimista, nos encontramos con un hogar tradicional, en donde la persona encargada de la cocina suele tener un paladar adecuado para dar buen sabor a los alimentos. Incluso sabe presentarlos visualmente atractivos, pero su cultura alimentaria es muy superficial, insistiendo en lavar concienzudamente las verduras, en pelar todas las frutas y en eliminar las hojas más verdes (las que más clorofila tienen) para que todo sea pulcro y de buen aspecto... aunque no alimente.

CAPÍTULO 3

Macrominerales

CALCIO

De todos los minerales presentes en nuestro organismo el calcio es, sin lugar a dudas, el elemento más importante ya que supera con mucho su presencia respecto al resto, llegando a constituir hasta el 2 por ciento del peso corporal, o lo que es igual, unos 1.200 gramos en el adulto. De esta cantidad, el 99 por ciento se distribuye entre los huesos, tejidos duros y dientes. Tal es su proporción que del total de minerales que existen en el cuerpo humano el 39 por ciento de ellos está como calcio y solamente una ínfima parte, apenas el 1 por ciento de esa cantidad, se encuentra en la sangre, líquidos extracelulares y en el interior de las células. Pues es precisamente esa pequeña porción la que cumple una misión vital para la salud. Alrededor de 700 gramos entran y salen diariamente del sistema óseo en forma de fosfato y carbonato de calcio y una pequeña proporción lo hace como fluoruro y magnesio. Los vasos sanguíneos y linfáticos, la médula ósea y la sangre pasan a través de la matriz y los minerales se difunden así al líquido extracelular. El hueso, además, es una parte viva y cambiante de nuestro organismo y por ello cada seis años el calcio es reemplazado totalmente de nuestro cuerpo y ayuda a una serie de funciones y reacciones físicas entre las que se encuentran la contracción muscular, la coagulación sanguínea, la reacción nerviosa a los estímulos, la utilización adecuada del hierro alimentario, etc.

El calcio de los dientes es similar, aunque con una presencia mayor de fluoruros y constituye una reserva mineral en caso de carencias, por lo que podemos considerar las caries y la mala formación de los dientes como una señal de alarma en relación con el metabolismo del calcio. Otra reserva no menos importante se encuentra en los líquidos extracelulares, especialmente en las trabéculas de los huesos largos, y el organismo lo utilizará en caso necesario aunque para ello tenga que descalcificar al hueso. A fin de cuentas, un hueso con poco calcio no compromete la salud, pero si esta carencia abarca a la sangre las consecuencias pueden ser muy graves.

Afortunadamente y como ya hemos dicho, el hueso es un elemento vivo en continua renovación y una carencia no altera su estructura, pudiéndose restablecer su porcentaje de calcio en pocos días. Por desgracia y como también ocurre con el resto del cuerpo, la función regeneradora se va debilitando con el paso de los años y el hueso puede perder más calcio del que puede retener. Es como si perdiera la memoria y a pesar de disponer de suficiente cantidad de calcio no pudiera asimilarlo ni fijarlo. Otro problema es que aunque la ingestión de calcio suele ser alta en una dieta normal, solamente podemos absorber un 20 por ciento y en ocasiones si siquiera llega al 10 por ciento. El resto se elimina sin poder ser aprovechado, aunque existen modos de evitar esta pérdida tan importante.

Absorción

Sabemos de una serie de factores que facilitan su aprovechamiento como son:

1- Un aumento en la acidez gástrica, ya que es muy soluble en presencia de ácido clorhídrico y facilita su absorción a través del intestino delgado.
2- Presencia de vitamina D que hace que el calcio se absorba antes de llegar al colon, donde ya no se puede absorber.
3- Presencia de lactosa, ya que al unirse ambos forman un compuesto que puede ser transportado a la mucosa intestinal y evita así la precipitación como complejo insoluble.

4- Suficiente cantidad de grasa para que frene la excesiva motilidad intestinal que impida su absorción por falta de tiempo.

5- Cantidad adecuada de proteínas para formar compuestos quelados que faciliten su metabolización. No obstante, un consumo alto puede ser contraproducente.

Factores que contribuyen a una carencia

1- Poco ejercicio físico o inmovilización por enfermedad. Los huesos pierden la propiedad de atraer el calcio y retenerlo, eliminando la mayoría del consumido con la dieta.

2- La toma de alimentos alcalinos o medicamentos utilizados para combatir la acidez gástrica.

3- Tomar alimentos muy ricos en ácido oxálico el cual se combina con el calcio formando así oxalato cálcico, una mezcla no absorbible y que puede dar lugar a formación de cálculos.

4- Ingestión exagerada de alimentos ricos en ácido fítico, rico en fósforo, el cual forma fitato cálcico insoluble. No obstante, esta teoría parece que era mal intencionada, promovida por los detractores de la alimentación vegetariana, ya que según comprobaciones posteriores demostraron que el ácido fítico es destruido, o bien en el proceso de elaboración del pan integral, o bien por la acción de los propios jugos gástricos.

5- Ingesta insuficiente, ya que los alimentos muy ricos en calcio son pocos y el agua, una fuente de importancia, no es igual en todas las zonas.

6- Aumento de las necesidades, especialmente en embarazadas y lactantes, niños en crecimiento, práctica de algún ejercicio intenso, tensión emocional prolongada, dolores crónicos o intensos, infecciones u operaciones quirúrgicas.

7- Traumatismos óseos que obliguen a una restauración del hueso.

8- Exceso de grasas saturadas en la alimentación las cuales forman un compuesto insoluble con el calcio.

9- Consumo extra de fibra dietética (salvado, en especial).

10- Menopausia y cualquier alteración en la mujer que produzca poca cantidad de estrógenos.

11- Hiperfunción de la glándula tiroides y/o paratiroides, ésta última porque aumenta las necesidades de calcio.

12- Uso continuado de diuréticos

Funciones orgánicas

• Construir y reconstruir los huesos y dientes.

• Indispensable para la actividad del ATP, lo que permite la liberación de energía a nivel muscular.

• Necesario en la coagulación de la sangre por su papel en la producción de fibrina y la estimulación de la tromboplastina por las plaquetas, permitiendo el paso a trombina, en unión a la vitamina K.

• Controlar la permeabilidad de la membrana celular y el paso de los nutrientes, en unión a la lecitina.

• Indispensable en la transmisión nerviosa de los músculos, entre ellos el corazón, manteniendo el tono muscular y el número de latidos en unión al potasio, el magnesio y el sodio.

• Favorece el sueño y controla los excesos de hiperexcitabilidad emocional.

• Equilibra la relación ácido-base de la sangre.

• En el embarazo ayuda a la liberación de la hormona prolactina para que se produzca la lactancia.

• Controla los niveles altos de histamina.

• Evita la acumulación de metales tóxicos en el organismo.

Fuentes naturales

El calcio procedente de los productos lácteos es mejor asimilado que el procedente de otras fuentes, quizá porque va unido con otros minerales y vitaminas que favorecen su absorción. En el reino vegetal hay alimentos como los nabos, el brécol, la col y las legumbres, que son otra fuente importante de calcio, mientras que en el reino mineral es sin lugar a dudas la Dolomita la fuente inorgánica más adecuada para cubrir carencias ya que junto al calcio se encuentran el sílice, el magnesio y el flúor, entre otros minerales. La concha de ostras y la cáscara del huevo que habitualmente se tiran al cubo de la basura, son extraordinarias maneras de tomar calcio extra simplemente pulverizándolas y añadiéndolas a las comidas.

Esta es una pequeña relación de alimentos ricos en calcio (cantidad expresada en miligramos):

Leche condensada: 271
Leche de mujer: 33
Leche de vaca: 160
Queso manchego: 1.290
Yogur: 150
Almendras: 210
Higos secos: 320
Judías: 52
Pan integral: 32
Avena: 65
Zanahorias: 55
Sardinas en aceite: 624
Semillas de sésamo: 120
Algas marinas: 1.200
Margarina: 12
Café: 5
Zumo de naranja: 11
Azúcar moreno: 51
Chocolate con leche: 228

Miel: 20
Carne de cerdo: 5
Jamón serrano: 9
Huevo de gallina: 54
Caviar: 276
Bacalao salado: 50

Se calcula que las necesidades diarias de calcio de un adulto deben ser de al menos 800 mg aunque hay otros organismos que afirman que con solamente 500 mg es suficiente. Si tenemos en cuenta que las pérdidas por el proceso metabólico son de 320 mg diarios y que solamente se absorbe el 30% del calcio ingerido, es más lógico pensar que la primera cifra sea la correcta, especialmente si tenemos en cuenta que es necesario asegurar cierta cantidad de reserva para cubrir carencias futuras. Las necesidades de calcio son más altas en las niñas, especialmente a partir de los 16 años.

Aunque la frase de "comer para dos" que se decía de la embarazada ya nadie la tiene en cuenta, es cierto que hay ciertos requerimientos, entre ellos el del calcio, que necesitan duplicarse para cubrir las nuevas demandas. Afortunadamente la naturaleza es sabia y si la madre no ingiere estas dosis extra el organismo eliminará menos del que habitualmente se excreta y si aún no basta extraerá el calcio necesario de los huesos y dientes de la madre. Y este hecho hay que hacerlo extensivo a la lactancia. Posteriormente el recién nacido necesitará 600 mg de calcio por día y hasta un gramo al llegar a los 10 años, aumentando hasta casi el gramo y medio en la adolescencia.

Equilibrio calcio-fósforo

Al igual que ocurre con las vitaminas, la relación entre la cantidad de minerales debe ser la correcta y el exceso de uno puede desequilibrar a otro. El calcio necesita para su metabolismo suficiente cantidad de magnesio, de sílice y de flúor, además de vitamina D. Referente al fósforo no solamente es necesaria su presencia sino que la proporción tiene que ser siempre la adecuada que es de 1 a 1 durante el embarazo y la lactancia y de 2,2 a 1 en los adultos. El exceso de fósforo, por tanto, provocará mayor demanda de calcio y si no se le administra habrá carencias.

Otro factor que puede desequilibrar esta relación es la hormona calcitonina, segregada por la tiroides, la cual se une a la parathormona, segregada por la glándula paratiroides, cuya misión es mantener en el plasma una cantidad media de 10 mg por cada 100 ml de plasma. Si el nivel de calcio en sangre desciende la parathormona extraerá calcio de los huesos y lo liberará en el torrente sanguíneo, al mismo tiempo que disminuirá la excreción de calcio por el riñón. Suponiendo que el nivel en sangre esté muy alto será la calcitonina la que lo regulará aumentando la expulsión por la orina.

Formas comerciales para tomar calcio

Dolomita
Es la forma más adecuada como complemento dietético, aunque la cantidad ingerida es pequeña. No obstante y dada su gran absorción, es una buena manera para tomar dosis extras sin problemas de sobredosis. La dolomita es una roca de origen marino que contiene carbonato cálcico-magnésico concentrado en la piedra caliza, además de otros minerales que le aseguran un buen equilibrio.

Harina de huesos
Se presenta en cápsulas de gelatina que favorece su absorción, impidiendo así que se mezcle con otros compuestos no deseados. Se absorbe en el intestino y atraviesa parcialmente la mucosa intestinal.

Quelato de calcio
En teoría es una forma muy adecuada para asimilarlo, ya que al unirlo a un aminoácido engañamos al organismo y le

hacemos creer que ya está metabolizado. Los defensores de los alimentos naturales no están de acuerdo con este "engaño", aunque es una forma dietética muy extendida. Su biodisponibilidad es muy alta y por ello no son necesarias dosis altas de mineral.

Ascorbato de calcio

Es el resultado de unir químicamente la vitamina C con el calcio, lo que permite administrar dosis más altas de ambos en cada toma. La vitamina C efectivamente facilita la absorción del calcio, su conducción, pero no todos los países admiten esta combinación como producto dietético, ya que a fin de cuentas es el resultado de una manipulación de laboratorio.

Harina de huesos

Contiene una proporción natural entre el calcio y el fósforo, muy similar a la orgánica, además de partículas de magnesio. Su absorción es menor, aunque se puede mejorar tomándola en presencia de alimentos ácidos.

Carbonato de calcio

Es un producto de laboratorio empleado para combatir la acidez gástrica, lo cual no lo hace adecuado como complemento de calcio. Produce estreñimiento, su absorción es muy pequeña y suele combinarse con facilidad con el ácido oxálico.

Glicerofosfato de calcio

Tiene efecto tonificante sobre el sistema nervioso y mejora la astenia.

Deficiencia de calcio

Los valores sanguíneos del calcio oscilan entre 8,8 y 10,4 mg/dl, estando el 40% del calcio total ligado a las proteínas plasmáticas, mientras que el resto forma complejos con el fósforo y el ácido cítrico, y un 50% circula libre, estando las reservas orgánicas en el hueso del cual se intercambia diariamente un 1%.

La regulación del calcio depende esencialmente de la hormona paratiroidea PTH, compuesta de 84 aminoácidos y la vitamina D. La acción hormonal moviliza rápidamente el calcio y el fósforo favoreciendo su absorción y retención, actúa sobre los túbulos renales para contribuir a la eliminación y reabsorción, y aumentar la absorción a través de los intestinos.

En momentos de equilibrio orgánico la cantidad que llega del intestino a los huesos es igual a la que se elimina por orina y cuando hay poca ingesta alimentaria aumenta la absorción intestinal y disminuye la eliminación renal, dependiendo este mecanismo de la vitamina D y la PTH.

El *Hipoparatiroidismo*, una tendencia a la carencia de calcio acompañada de tetania y convulsiones, suele producirse como consecuencia a una operación quirúrgica en el tiroides. Si no es así, esta enfermedad suele darse por causas genéticas en la cual, o bien la glándula paratiroides no existe o está atrofiada. Otras enfermedades que producen síntomas similares son el addisonismo, la candidiasis, carencia de alguna proteína reguladora y ciertos anticuerpos aún no determinados.

La *deficiencia de vitamina* D es, sin embargo, la causa más extendida y esta puede estar producida por una alimentación inadecuada, poca exposición a la luz solar, enfermedades hepatobiliares o malabsorción intestinal. También, la toma continuada de barbitúricos y otros anticonvulsionantes provocan deficiencia funcional de vitamina D a causa de un aumento en su catabolismo. Además de estas causas puede existir una resistencia a la vitamina D que haga imposible su utilización en el metabolismo del calcio.

La *enfermedad tubular renal* a causa de una intoxicación por metales pesados o acidosis extrema, produce hipocalcemia lo mismo que la insuficiencia renal por fosfatos y no se puede tratar con vitamina D por ser muy peligrosa.

La *carencia de magnesio* debida a la dieta o a malabsorción produce poca producción de la hormona PTH.

La *pancreatitis aguda* disminuye los niveles séricos de calcio, lo mismo que la carencia de proteínas.

Síntomas

No hay una sintomatología muy definida, aunque suele ir ligada a la carencia de vitamina D y su desarrollo es lento y centrado en alteraciones neurológicas que pueden confundirse con otras enfermedades más comunes. Hay demencia, depresión y psicosis inexplicable, y en ocasiones edema de papila y cataratas si la hipocalcemia es prolongada. Solamente en casos graves se produce espasmo laríngeo y convulsiones generalizadas.

El síntoma más conocido es la Tetania y se caracteriza por dolores en la lengua, los labios y dedos de los pies, dolores musculares generalizados y espasmo de la musculatura facial. Anterior a ello hay bastante inestabilidad al andar, contracción de los músculos faciales, hiperventilación respiratoria que puede confundirse con ansiedad y alteraciones en el encefalograma.

Hipercalcemia

Los niveles excesivos de calcio son tan peligrosos como la carencia y se debe tratar como un caso de intoxicación urgente. Las causas pueden ser:

Destrucción excesiva de la masa ósea por:
- Exceso de hormona paratiroidea a causa de un hiperparatoroidismo primario o un carcinoma paratiroideo.
- Una hipercalcemia tumoral en los procesos malignos.
- Procesos malignos con metástasis óseas en leucemias, linfomas, mielomas.
- Hipertiroidismo.
- Intoxicación por vitamina D.

- Inmovilización en pacientes jóvenes. Enfermedad de Paget o ancianos con osteoporosis.

Por ingesta excesiva o aumento de la absorción intestinal del calcio a causa de:
- Intoxicación por vitamina D.
- Sarcoidosis y otras enfermedades similares crónicas.
- Síndrome de la leche y alcalinos.

Concentración elevada de proteínas plasmáticas y otras causas como:
- Mixedema, enfermedad de Addison y de Cushing.
- Tratamiento con diuréticos tiacídicos.
- Hipercalcemia infantil.
- Estancamiento venoso prolongado mientras se obtiene una muestra de sangre.
- Prueba de laboratorio falsa por utilizar vidrio contaminado.

Síntomas de la hipercalcemia

A veces no se detectan salvo en un análisis de sangre rutinario y en ausencia de éste pueden ser confundidos con otras enfermedades, salvo que se disponga de un historial del paciente muy completo. La sintomatología comprende estreñimiento, anorexia, náuseas, vómitos y dolor abdominal. A nivel renal hay poliuria, nicturia y dolor en la micción.

De continuar la sobredosis aparecerá confusión, delirio, psicosis, estupor y finalmente coma. Antes de ello la afección neuromuscular puede causar debilidad importante de los músculos esqueléticos y quizá convulsiones e hipertensión.

El final es con shock, insuficiencia renal y muerte. Se suele corregir con la aplicación de calcitonina.

Aplicaciones del calcio

En todas las formas artrósicas, especialmente en las de la menopausia y vejez, así como en las osteoporosis, en unión a la vitamina D y al magnesio.

Problemas dentarios con caries, piorrea y encías sangrantes, unido a la vitamina C.

Úlcera duodenal, colitis, diarreas y estreñimiento, junto a las vitaminas A, C y el magnesio.

En todos los traumatismos que cursen con fracturas óseas.

En época invernal y cuando exista tendencia al raquitismo, junto a la vitamina C.

Todo tipo de calambres, sean causados o no por carencia de calcio, así como en la tetania y convulsiones, unido a la vitamina B-6.

Vértigo y síndrome de Meniére, junto a la vitamina B-6.

Uñas frágiles, junto al hierro, sílice y vitamina A.

Anemia, diabetes y disfunciones glandulares en general, en unión al hierro.

Envejecimiento prematuro, junto a la vitamina F.

Alergias, asma, urticaria, shock anafiláctico, junto al manganeso.

Para favorecer el sueño. Es un sedante del SNC y disminuye la permeabilidad de su membrana.

Refuerza al músculo cardiaco actuando como un cardiotónico.

Trastornos de la coagulación, por déficit.

Tuberculosis, bronconeumonía.

En resumen

Artritis, alergias, calambres en las piernas y brazos, insomnio, dolores menstruales, tensión pre-menstrual, palpitaciones, nerviosismo, falta de elasticidad en músculos y tendones.

El Calcio presente en los lácteos inhibe la absorción de otros metales a nivel intestinal.

La descalcificación no siempre se debe a carencias de Calcio, pues con frecuencia es una falta de Sílice, Fósforo o Magnesio.

No se debería utilizar la terapia con Calcio en caso de osteoporosis, prefiriéndose en estos casos la movilización muscular y el ácido fólico.

FÓSFORO

No se encuentra en estado libre en la naturaleza y lo hayamos en forma de fosfato, fluoroapatita, cloroapatita y fosforita, entre otras formas, ocupando el 0,12% de la corteza terrestre.

Estrechamente ligado al calcio y relacionado también con sus funciones orgánicas, es el segundo mineral en cuanto a cantidad ya que representa el 22% del total de minerales corpóreos. Mantiene una proporción de 2,2 partes de calcio por 1 de fósforo como fosfato de calcio insoluble (apatita) en un 80% en el sistema óseo y dentario, estando el otro 20% distribuido por todas las células corporales, líquidos extracelulares y combinado con hidratos de carbono, lípidos y proteínas.

Funciones corporales

• Desempeña un papel esencial en la producción de la energía a través de los alimentos al realizar la fosforilación.

• Junto con el calcio es imprescindible para la formación de huesos y dientes.

• Al ser un componente de los ácidos nucleicos ADN y RNA interviene en las características de la herencia.

• Es componente del fosfato de creatina y del ATP, enzimas productores de energía a partir de la glucosa.

• Esencial para formar las coenzimas de las vitaminas del grupo B.

- Forma parte al unirse a ciertas grasas de los fosfolípidos, componente esencial de la membrana celular.
- Actúa como amortiguador en los líquidos extracelulares.
- Permite la transferencia de los impulsos nerviosos.
- Estimula las contracciones musculares y cardiacas.
- Regula el pH sanguíneo.
- Controla al sodio, potasio, calcio y magnesio.
- Se combina con vitaminas tan importantes como la colina y el inositol.

Metabolismo

Las necesidades diarias estimadas son de 1.500 mg, necesitándose la máxima dosis a la edad de 11 a 18 años y la menor hasta los 6 meses.

Se absorbe el 70% de fósforo procedente de los alimentos, el cual pasa la mayor parte al hueso y los dientes en unión al calcio, dependiendo esta absorción de la vitamina D y el calcio. Como fosfato de calcio, de sodio o de potasio, se asimilaba muy bien a nivel del intestino delgado, siendo separado de las fosfoproteínas y las nucleoproteínas posteriormente. Los músculos llegan a tener un 10% del fósforo corporal necesario para la producción de energía mecánica y el tejido nervioso un 1% que favorecerá la transmisión de los impulsos nerviosos. Otras formas que favorecen la absorción, aunque no necesariamente la metabolización, son una dieta rica en grasas, aunque así se perjudica la absorción del calcio y puede dar lugar a desequilibrios minerales.

Causas de carencia

- Disminución de la reabsorción renal de PO4 no acompañada de excreción intracelular.
- Trastornos hormonales como el hiperparatiroidismo.

- Defectos del túbulo distal renal adquiridos por carencia de magnesio y calcio.
- Administración continuada de diuréticos.
- Inanición crónica, caquexia o anorexia nerviosa.
- Síndrome de malaabsorción.
- Diabetes graves con cetoacidosis severa.
- Alcoholismo agudo.
- Quemaduras graves.
- Alcalosis respiratoria
- Suplementos continuados de hierro, aluminio o magnesio los cuales forman fosfatos insolubles.

Fuentes naturales

Azúcar moreno: 44 mg
Melaza de caña: 93
Hígado de cerdo: 306
Morcilla: 50
Pavo: 320
Pollo: 200
Carne de vaca: 200
Huevo: 204
Atún en aceite: 295
Bacalao seco: 891
Calamares: 119
Gambas: 230
Lenguado: 303
Merluza: 318
Sardinas en aceite: 293
Leche de vaca: 91
Yogur: 135
Margarina: 13
Zumo de limón: 10
Té: 5

También lo encontramos en las nueces, legumbres, cereales, albaricoques, alcachofas, almendras, aceitunas, apio, arroz, cerezas, castañas, cebolla, champiñones, col, ciruelas, espárragos, espinacas, nuez, peras, plátanos y uvas. Otras formas menos conocidas son la levadura doméstica en polvo, el ácido fosfórico de los refrescos, los polifosfatos añadidos al jamón para evitar la deshidratación y las sales emulsionantes que se emplean para conservar alimentos como el queso.

Síntomas carenciales

En los casos graves hay trastornos neuromusculares importantes, con encefalopatía progresiva, coma y muerte. En las patologías medias existe debilidad muscular, alteraciones hematológicas con anemia hemolítica a causa de una disminución del oxígeno a partir de la hemoglobina, y alteración de la función de los trombocitos y leucocitos. También se da una disminución en la cantidad de ATP, del glicerofosfato integrado en los hematíes y una disminución en el aporte de oxígeno a los tejidos. Estos casos son frecuentes en el alcoholismo, la acidosis diabética, la nutrición parenteral (por sonda o goteo) prolongada y la alcalosis respiratoria grave.

En estas patologías serias, que por supuesto se tratan siempre a nivel hospitalario, se administra fosfato potásico intravenoso si la función renal es correcta; si no es así se utilizará el fosfato sódico. En los casos leves que no implican hospitalización puede bastar ingerir un litro de leche que proporcionará 1 gramo de fósforo y suprimir cualquier antiácido que se estuviera tomando.

Otros síntomas carenciales pueden ser:

Entumecimiento de las extremidades.
Incoordinación al hablar, con tartamudeos.

Piorrea dentaria.
Mala memoria y falta de concentración para los estudios.
Atrofia en el crecimiento por alteración en el metabolismo del calcio.
Respiración irregular por carencia de oxígeno.
Irritabilidad y neurastenia.

En los casos leves la forma más idónea para administrar fósforo, además de los alimentos lácteos, es como lecitina, la cual proporciona fosfolípidos de muy fácil asimilación y sin que den lugar a intoxicaciones hepáticas. Hay que recordar que el fósforo, tal y como se vende en algunos productos farmacéuticos, es hepatotóxico. Administrado homeopáticamente tiene el efecto contrario y actúa eficazmente para mejorar hepatopatías.
Hay que tener especial cuidado con las intoxicaciones por cerillas y productos fosforescentes. Las cerillas, en concreto, están elaboradas a partir de sesquisulfuro de fósforo unido al clorato de potasa, el cual suele contener en ocasiones fósforo blanco.

Aplicaciones no carenciales

Asistolia e insuficiencia cardiaca.
Espasmofilia digestiva y neuromuscular.
Disfunción paratiroidea con osteoporosis.
Insomnio con crispación, en unión al calcio.
Neuritis y polineuritis.
Esclerodermia.
Asma con espasmos.
Tosferina.
Arteriosclerosis.
Enfermedades mentales en general.
Fracturas, dolores de espaldas.

Dosis catalítica: 0,45 mg/día

En resumen

Es el mineral de la energía vital. De utilidad en los niños con trastornos del crecimiento, en el estrés, en las contracturas musculares dolorosas, en la fatiga física o emocional. También en la artritis, adelgazamiento repentino o sobrepeso, tónico para deportistas, manifestaciones espasmódicas en relación con una disfunción paratiroidea, enfermedad de Dupuytren (engrosamiento de la capa profunda de la piel), asma artroinfecciosa, astenias cerebrales, osteoporosis, espasmofilia, distonias neuro-vegetativas, fatiga intelectual, arritmias extrasistólicas, insuficiencia dorsal dolorosa, artrosis, melanosis de Riehl.

HIERRO

Descubierta su presencia en los vegetales en 1705 por Geoffroy, fue Lemery quien estudió la absorción del hierro presente en la tierra por las plantas a través de las raíces y Menghini quien en 1975 lo descubrió en la sangre, en los glóbulos rojos. Su papel en la salud fue investigado en 1831, cuando se descubrió que su carencia producía una anemia distinta a otras y que junto a las pérdidas de sangre se iba también el hierro.
Desde entonces sabemos ya que los brotes de las plantas son muy ricos en hierro antes de abrirse, que disminuye su cantidad cuando se abren y que las hojas también siguen perdiendo hierro en la medida en que crecen. Por tanto, y cuando se trata de ingerir hierro orgánico, debemos emplear los brotes mejor que las hojas ya verdes.

Presencia en el organismo

El hierro total en un adulto varón sano es de 3,45 gr. y en las mujeres 2,45 gr, encontrándose mayormente concentrado en la hemoglobina y el resto en los tejidos musculares como mioglobina y la enzima mitocromo, así como en el hígado, bazo y médula ósea. La cantidad de ferritina sérica refleja con bastante exactitud las reservas de hierro orgánico, siendo lo normal de 94 ng/ml en varones y 34 ng/ml en las mujeres.

La hemoglobina de los hematíes contiene un 0,40 del hierro total y como siderofilina plasmática encontramos 1mg/l. El bazo y el hígado son una buena fuente de hierro, siendo el hígado el que transforma el hierro radiactivo ingerido en ferritina, una proteína compuesta por óxido de hierro y fósforo hidratado, la cual facilita la absorción y almacenamiento del hierro disponible.

Ferritina

La ferritina es cedida por el hígado a la circulación en caso de shock, al mismo tiempo que disminuye la actividad vasoconstrictora de la adrenalina. También posee actividad como hipotensora y antidiurética. Se encuentra ampliamente distribuida por el bazo, el hígado, la médula ósea, la corteza del riñón, el páncreas, los músculos esqueléticos y el corazón. No se encuentra presencia de ella en sangre.

La ferritina contiene un 17% de hierro y puede ser sintetizada, además de la mucosa intestinal, por el hígado, el bazo, los músculos y el cuerpo lúteo, siendo además una buena reserva de proteínas, no solamente de hierro.

El hígado retira la hemoglobina gastada de la sangre, la deshace y recupera el hierro en forma de ferritina. Si hay exceso de hemoglobina el riñón recupera el hierro.

Metabolismo

Los compuestos de hierro *heme* (orgánico) y quelatos son absorbidos merced a la acción del ácido clorhídrico para formar moléculas e iones férricos. Estos iones reaccionan con otros agentes y se absorben a nivel del intestino y se deposita ya como ferritina, salvo una pequeña parte que se utiliza en las mitocondrias. La parte de hierro que llega a los eritrocitos que se están desarrollando en la médula ósea, se combina con globulina y forma la hemoglobina, la cual es liberada al torrente sanguíneo incorporada a los hematíes. Estos corpúsculos tienen una vida media de 117 días y cuando se desintegran son eliminados de la circulación por el bazo, excretándose como bilirrubina en la bilis y reingresándose el hierro en el plasma para unirse a la transferrina. Estas células fagocíticas son la fuente principal de hierro que llega al plasma.

Alrededor de las 2/3 partes de las pérdidas normales de hierro se producen por pérdidas sanguíneas gastrointestinales.

La absorción del hierro presente en cualquiera alimento está afectada por la composición de la comida. Así, por ejemplo, si comemos huevos y pan por separado es del 1% y 30% respectivamente, pero si se comen juntos aumenta la cantidad de hierro que se absorbe de los huevos, hasta un 5%. Algunos compuestos que bloquean la absorción de hierro son el calcio, el fósforo y beber té, en este caso por oxidación del metal. En el caso contrario, la vitamina C mantiene al hierro más soluble y mejora hasta tres veces su absorción intestinal, aunque no se sabe su eficacia a largo plazo.

Necesidades diarias

Las necesidades de hierro están bastante definidas desde hace años pero hay algunos datos ciertamente confusos. Se comprobó que el 50% de los niños que habitaban un barrio pobre de Londres padecían anemia durante el primer año de vida, comprobándose que se debía a la deficiencia de hierro de la leche, alimento que era utilizado igualmente por otros niños que no acusaban la misma deficiencia. Esto ocurría también en otras regiones distantes de América Latina, de la India y de China, con niños aparentemente bien alimentados, pero que padecían una anemia que parecía refractaria al hierro. Después de muchos estudios se pensó que el responsable, los responsables, eran los parásitos intestinales, los cuales o bien se nutrían del hierro presente en los alimentos quitándoselo al niño, o es que su presencia bloqueaba la absorción del mineral.

Al margen de este tipo de problemas de salud, las necesidades diarias en personas sanas pueden ser estas:

Hasta los 12 meses............... 6 mg
De 1 a 2 años........................ 7 mg
De 7 a 8 años.......................10 mg
Varones adultos................... 10 mg
Mujeres adultas....................18 mg
Mujeres sin período............. 10 mg
Mujeres embarazadas........... 15 mg

Sin embargo, la ingesta diaria más habitual es de 16 mg/día en los varones y 11 mg/día en las mujeres. Afortunadamente para ellas su capacidad de absorción es del 16%, algo más alta que la de los hombres.

El problema que surge a la hora de cubrir las necesidades de hierro es bastante más complejo que con los otros minerales, lo que explicaría las deficiencias crónicas en las mujeres y los niños pequeños. No basta con saber qué alimentos contienen suficiente cantidad, sino si puede ser absorbido en cantidad suficiente. La carne y el pescado sabemos que son una buena forma de suministrar hierro y además es mejor asimilado mejor que en los vegetales, salvo en aquellos que contienen vitamina C. Aún así, y si tenemos en cuenta que solamente podremos aprovechar en las mejores condiciones el 15% del total, siendo lo más frecuente el 5%, no nos debemos extrañar que el hierro sea la asignatura pendiente de nuestra alimentación.

La capacidad para absorber más cantidad según los individuos no fue estudiada seriamente hasta el año 1972, cuando se demostró que los suplementos de hierro añadidos a la harina blanca con la que se elaboraba el pan no eran en absoluto absorbibles. ¡Y este informe se publicó después de 20 años de engaños! Solamente pensando en ello es motivo para ponerse a temblar sobre qué nos dirán las autoridades sanitarias dentro de otros 20 años sobre el uso del flúor y el cloro en el agua potable, los aditivos alimentarios y los conservantes, entre otros asuntos serios.

Y o bien todavía no sabemos nada sobre el hierro, o no nos podemos explicar cómo la totalidad de las mujeres que menstrúan no están anémicas, teniendo en cuenta que según los datos disponibles es imposible que reciban con los alimentos el hierro necesario. Este dato puede ser incluido en los niños pequeños, los cuales tienen deficiencia crónica de hierro, lo que no parece lógico en una población supuestamente bien alimentada a base de carne.

Causas de deficiencia

• En la menstruación se pierden aproximadamente de 0,5 a 0,8 mg/día y durante la lactancia 0,5 mg que van a parar al niño.

• En épocas de calor se pierden por sudor casi 1 mg/día. Se elimina, además, por las uñas, el pelo y la piel.

• La carencia de vitamina C impide la conversión a ferrosa, lo mismo que la de vitamina E.

• Cuando hay un aumento de la motilidad intestinal o cuando se toma regularmente salvado, hay una menor absorción de hierro.

• El café y el té dificultad su absorción, lo mismo que tomar medicamentos alcalinos para combatir la acidez.

• Las enfermedades hepáticas liberan el hierro almacenado.

• Las hemorragias, aunque pequeñas, aumentan sensiblemente las demandas.

• Los parásitos intestinales impiden cubrir las necesidades diarias.

• Hay pérdidas continuas por encías sangrantes, hemorroides y úlceras gástricas.

- La presencia de cobre es esencial en su metabolización.
- Las dietas de adelgazamiento siempre producen anemia aunque se suministre hierro extra. Esta carencia puede ser debida a la imposibilidad de absorber el hierro inorgánico de los medicamentos o a la falta de la necesaria acidez gástrica.
- La toma continuada de aspirina, tan recetada para prevenir la trombosis, aumenta las demandas de hierro.

Fuentes naturales

En este caso no basta con una cantidad de hierro alta en un alimento, sino que también hay que tener en cuenta la absorción. Para aclararnos emplearé las letras A, M y B, para definir si la absorción es alta, media o baja. Cuando no se conocen datos no se incluye letra alguna.

```
Almendras........................ 4 mg B
Albaricoques.................... 4,1 mg B
Berros............................ 1,5 mg B
Calabaza........................11 mg B
Carne de vaca................. 3 mg A
Espinacas........................ 3 mg B
Embutidos.....................20 mg A
Harina de avena...............4 mg B
Hígado..........................11 mg A
Legumbres......................2 mg M
Levadura........................7 mg M
Mariscos.........................7 mg A
Melaza de caña.............. 29 mg B
Sardinas..........................3 mg A
Soja.............................. 3 mg M
```

Otros alimentos ricos en hierro son:

```
Leche de vaca..............................0,3 mg
Queso manchego..........................1,0
```

Yogur... 0,2
Aceite de oliva............................ 0,08
Margarina..................................... 0,3
Café.. 0,2
Zumo de naranja...........................0,7
Té... 0,2
Azúcar moreno.............................4,2
Azúcar blanco...............................0,1
Chocolate..................................... 1,4
Miel.. 0,8
Morcilla.. 45

También aparece en:
Yema de huevo, verduras, zanahorias, berros, nueces, arroz, lentejas, lechuga, cebada, coles, patatas, espárragos, maíz, cerezas, manzanas, peras, moras, escarola, perejil, polen, jalea real, própolis.

Formas comerciales a base de hierro

Ferritina: Es una proteína de hierro compuesta de óxidos de hierro (férrico) y fósforo hidratados, unidos a una proteína de gran peso molecular. Su papel fisiológico es almacenar hierro y regular su absorción a través de la mucosa gástrica. No se debe administrar en casos de lesión hepática grave, en la depresión de la médula ósea y en las anemias no ferropénicas. Tiene una buena tolerancia gástrica y la dosis media es de 100 mg/día.

Sulfato ferroso: Dosis por comprimido de 525 mg. Es una forma galénica desfasada, de poca absorción y con muy mala tolerancia gástrica.

Ascorbato ferroso: La unión con la vitamina C facilita su absorción y quizá su tolerancia. La dosis por día es de 275 mg

Gluconato y *aspartato ferroso*: se emplean dosis más bajas del orden de 80 mg/día, lo que en principio es más adecuado.

Quelato de hierro: Empleado en medicina natural en dosis de 10 mg/día, suele tener una buena tolerancia gástrica, quizás por la dosis menor, se absorbe bien, tiene una aceptable biodisponibilidad, aunque tarda algo en curar una anemia.

Levadura enriquecida: es la forma más "suave" para ingerir hierro, aunque no está exenta de intolerancias gástricas en enfermos sensibles. Requiere tratamientos prolongados, pero el hecho de que vaya unida a otros nutrientes sinérgicos facilita su acción.

Hierro catalítico: La forma más utilizada es como Ferrum phosphóricum, pero no se emplea para curar las anemias ferropénicas. En unión al cobre, la vitamina C y el zumo de remolacha, es una forma muy correcta y segura de administrar hierro sin intolerancias.

Zumo de vegetales ricos en hierro: Especialmente remolacha roja, es un método muy adecuado para niños como tratamiento supletorio continuado. No provoca intoxicaciones ni da lugar a intolerancias.

Intoxicaciones o excesos:

Los síntomas leves comprenden estreñimiento, retortijones gástricos. También son frecuentes los vómitos.
Los síntomas medios abarcan ya hipotensión, pulso débil y rápido, abatimiento y urticarias.
Los síntomas graves, normalmente después de tratamientos farmacéuticos prolongados, muchas veces sin que el médico lo sepa, abarcan fiebre, linfoadenopatía, dolor de espalda, diabetes, pigmentación cutánea, cirrosis hepática, asma,

hemosiderosis pulmonar, colapso circulatorio periférico y coma.

En todos estos casos hay que evitar:

Dar medicamentos que tengan tetraciclinas o que puedan formar quelatos.
El tratamiento quizá deba ser hospitalario y se suele emplear:
Sangrías (500 ml) una vez por semana en personas pletóricas o bien nutridas, aunque ello no alivia el mal hepático. En casos muy graves se suele administrar corticoides y ACTH.

Causas de sobredosis

Normalmente ocurren al emplear asociaciones farmacéuticas durante largo tiempo. Los preparados dietéticos no suelen dar lugar a intoxicaciones ya que la dosis por comprimido (5 mg) está incluso por debajo de las necesidades diarias.
Otras causas son:
Aumento del hierro sanguíneo por transfusiones repetidas.
Aumento de la absorción del hierro.
Aumento de la ingesta por simultanearlo con bebidas alcohólicas.
Cirrosis alcohólica.
Enfermedad de Kashin-Beck (osteoartropatía).
Anemia con hiperplasia de eritrocitos.
Dosis altas simultáneas de vitamina C.
Empleo de utensilios de hierro en los alimentos.
Cañerías del agua oxidadas.

Síntomas de carencia

La carencia de hierro está íntimamente ligada a la anemia, por tanto, los síntomas son iguales, entre ellos:

Piel pálida, difícil de broncearse.

Fatiga, hipotensión.
Taquicardia, soplos cardíacos funcionales.
Respiración débil, superficial.
Imposibilidad de realizar ejercicios.
Uñas quebradizas, alopecia.
Infecciones frecuentes, especialmente de vías respiratorias altas.
Visión defectuosa.
Estreñimiento, pérdida del apetito.
Insomnio, depresiones, irritabilidad con tendencia al llanto.
Hormigueos en los dedos.
Epistaxis.
Amenorrea en mujeres jóvenes.
Impotencia y frigidez.
Mala memoria, vértigos y zumbidos de oído.
Picores generalizados.

Otras aplicaciones no carenciales:

Anginas de repetición.
Fiebres intermitentes.
Crecimiento.
Reumatismos inflamatorios.
Metrorragias.
Para mejorar el rendimiento deportivo.
Alcoholismo.
Envejecimiento precoz.
Menstruaciones abundantes.
Encías sangrantes, piorrea.
Piernas temblorosas.
Mala resistencia a las infecciones.
Mala circulación cerebral.
Atonía intestinal.
Bronquitis y rinitis aguda.
Tos seca, aguda, dolorosa.
Blenorragia incipiente.

Cistitis.
Contusiones frecuentes.
Erisipela.
Dolores frecuentes de oídos.
Procesos febriles en general.

MAGNESIO

Es el cuarto catión más abundante en el organismo, siendo su contenido corporal de 2.000 mEq en un varón de 70 kilos, encontrándose casi la mitad en el hueso, no siendo fácilmente intercambiable con el que se encuentra en el líquido encefalorraquídeo que contiene apenas un 1% del total. El resto, ese 49%, se encuentra distribuido intracelularmente.
La concentración idónea del magnesio corporal se mantiene gracias a la ingesta alimentaria y al control renal e intestinal que se realiza, en parte controlado por la hormona PTH, la cual como sabemos también regula la cantidad de calcio. En caso de poca ingesta la eliminación fecal e intestinal prácticamente es nula, aunque esta facultad de regularlo se altera si la dieta es muy alta en fósforo y calcio.
El 30% del magnesio orgánico se encuentra ligado a proteínas, dependiendo esta unión del pH.
En la naturaleza se encuentra normalmente como carbonato de magnesio, siendo uno de los minerales más abundantes de la corteza terrestre ya sea como la forma anteriormente dicha o como magnesita, dolomita, carnalita o epsomita.

Funciones corporales

• Activa una gran variedad de enzimas, entre ellas la fosfatasa alcalina y el trifosfato de adenosina.
• Estabiliza la estructura macromolecular del ADN y del ARN.
• Es necesario para la actividad del pirofosfato de tiamina, la forma activa de la vitamina B-1.

- Interviene en el metabolismo del calcio y el fósforo.
- Tiene un papel esencial en la contracción muscular.
- Es cofactor en el metabolismo de la vitamina B-2.
- Favorece el crecimiento estatural de los niños.
- Tiene funciones similares al calcio, aunque son antagonistas si se encuentran en cantidades excesivas.
- Evita la formación de cálculos de oxalato cálcico en los riñones.
- Regula la temperatura corporal.
- Es cofactor en la producción de diversas hormonas.
- Su presencia es esencial en la transmisión de los impulsos nerviosos.
- Facilita la relajación muscular.
- Mantiene los huesos, articulaciones, cartílagos y dientes en buen estado.
- Regula el azúcar y el colesterol presentes en la sangre.
- Mantiene las contracciones cardiacas y regula su excitabilidad.

Causas de su carencia

- Alimentos procesados y congelados.
- Consumo de cereales refinados y blanqueados.
- Utilización de azúcar y sal refinadas.
- Consumo cotidiano de salvado y otros estimulantes del peristaltismo intestinal.
- Elevado consumo de suplementos de fósforo, calcio y vitamina D, sin que contengan también magnesio.
- Diarreas crónicas, colon irritable, enfermedad celíaca o toma de laxantes, aunque sean naturales.
- Administración hospitalaria de sueros gluco-salinos.
- Dietas por obesidad.
- Tratamiento con fármacos como la insulina, corticoides, píldoras anticonceptivas, mezclas de aminoácidos, diuréticos,

antineoplásicos, antibióticos, digoxina o derivados del digital, aldosterona o tiroxina.

• Alcoholismo.

• Necesidades aumentadas por enfermedades como el cáncer, cirugía, shock, astenia aguda, sudoración abundante, insuficiencia paratiroidea, cirrosis hepática, insuficiencia cardiaca, nefrosis, enteritis, alergias y estrés.

• Lactancia.

• Malnutrición proteico-calórica.

Fuentes naturales

Aunque está tan extendido en la naturaleza que se piensa que es difícil su carencia, lo cierto es que dada su poca absorción y gran eliminación, junto con la pobreza que tienen los alimentos en magnesio a causa del procesado industrial, se hace necesario buscar alimentos que nos proporcionen cantidad suficiente para cubrir nuestras demandas estipuladas en 350 mg/día en adultos y 100 mg/día en niños.

Lo podemos encontrar en:

Germen de trigo: 310 mg/100 gr.
Almendras: 270
Nueces: 225
Semillas de soja: 200
Salvado: 490
Pan integral: 80
Hortalizas de hoja: 100
Albaricoques: 62
Cacahuetes: 175
Semillas de sésamo: 175

También en el chocolate, el cacao, castañas, cereales, cerezas, dátiles, espinacas, frambuesa, leche, lechuga, peras, plátanos, puerro, queso y trigo.

Síntomas de deficiencia

Los síntomas no suelen ser aislados y se encuentran asociados a otras carencias nutritivas. Los síntomas centrados en el sistema nervioso se parecen a los que se dan cuando hay intoxicación por *curare* y consisten en irritabilidad muscular y nerviosa. También se dan anorexia, náuseas, vómitos, letargo, debilidad, alteraciones de la personalidad, temblores y signos neurológicos similares a la hipocalcemia e hipokalemia (potasio).
El electromiograma registra alteraciones miopáticas (musculares) y si se trata de niños puede haber convulsiones muy generalizadas.

Otros autores refieren:

Insomnio.
Debilidad y astenia.
Dolores articulares.
Contracciones musculares dolorosas.
Espasmos en músculos pequeños, como los párpados.
Muecas, calambres y tic nerviosos.
Dificultad en mantener los pies quietos.
Síndrome de raíz cervical.
Estreñimiento.
Falta de coordinación muscular y poca destreza para el ejercicio.
Entumecimiento de las extremidades.
Episodios epilépticos.
Mala memoria.
Taquicardias.
Dificultad para tragar, con vómitos frecuentes por espasmo del esófago.
Dismenorreas.

Alteraciones de la personalidad como esquizofrenia, depresiones suicidas y ansiedad.
Miedo al futuro.
Ataxias.
Verrugas, papilomas, acné, eczemas y psoriasis.
Reumatismo.

Exceso de magnesio

Aunque poco frecuente dada su gran eliminación, pueden darse casos en personas que toman medicamentos para combatir la acidez gástrica durante años o que utilizan suplementos dietéticos para mejorar su artrosis. También pueden darse casos de sobredosis en pacientes con insuficiencia renal.
La sobredosis produce alteración generaliza de la transmisión neuromuscular como consecuencia de la inhibición de la acetilcolina. Los reflejos tendinosos están disminuidos, hay hipotensión arterial, depresión respiratoria y diarreas. De no interrumpirse el tratamiento puede producirse parada cardiaca.
El tratamiento de urgencia consiste en administrar gluconato cálcico para contrarrestar todas las alteraciones, incluida la depresión respiratoria.

Aplicaciones no carenciales

Aunque el carbonato y el cloruro de magnesio son las formas dietéticas más habituales, es mejor ingerirlo como dolomita, aspartato de magnesio o quelato de magnesio, ya que a su gran absorción hay que añadir su poco efecto como laxante o irritativo gástrico.

Lo podemos emplear para:

Neuralgias.

Espasmos nerviosos.
Cefaleas.
Cólicos intestinales.
Calambres estomacales.
Tos convulsiva.
Dismenorreas.
Arteriosclerosis.
Arteritis obliterante.
Flebitis después del parto.
Trombosis.
Colitis amebiana.
Dispepsias y aerofagia.
Litiasis biliar.
Adenoma de próstata.
Cistitis de repetición.
Frigidez sexual.
Gota.
Fragilidad del cabello.
Dientes frágiles.
Otitis infecciosa.
Piorrea alveolar.
Catarros, asma, enfisema.
Opacidad del cristalino.
Preventivo del cáncer.
Psoriasis y vitíligo.

En resumen

En la preeclampsia, el alcoholismo, la depresión, el estrés, el nerviosismo, en los trastornos del ritmo cardíaco, en los trastornos prostáticos, en las enfermedades autoinmunes y en el cáncer. Algunos casos de angina de pecho se han beneficiado con el uso prolongado. También es de utilidad, aunque no existan carencias manifiestas, en el exceso de colesterol, depresión, cálculos renales, hiperplasia prostática, acidez estomacal, colitis, sobrepeso, mala nutrición proteica, protección contra enfermedades cardíacas (arritmias y preventivo luego de un infarto). Artritis, artrosis y osteoporosis, síndrome de fatiga crónica, enfermedades autoinmunes y cáncer. PMS (Síndrome premenstrual), todo tipo de cólicos, parodontitis compleja, enfisema, afecciones hepatobiliares, hipertensión, astenia, neuritis, retrasos del crecimiento. Distonías neuro-vegetativas, colitis crónica, dermatosis. Actúa en la irritabilidad, cansancio, calambres, palpitaciones, preserva la tonicidad de la piel, disminuye el deseo de azúcar y evita la deshidratación.

POTASIO

Es un elemento intracelular, ya que solamente el 2% del total está fuera de la célula. La mayor parte se concentra en las células musculares, siendo su cantidad total proporcional al peso de la masa muscular. Es el elemento más importante dentro de las células, estando en relación directa con el sodio, ya que cuando utilizamos un músculo o un nervio cambia la presión de las paredes celulares y el potasio es empujado al exterior mientras que el sodio entra. Luego se restablece las proporciones anteriores hasta una nueva actividad.

La cantidad de potasio en sangre está regulado por el pH y aumenta en casos de acidosis aguda y disminuye con la alcalosis, mientras que la cantidad total está regulada por la eliminación renal. La sangre no puede almacenar sensiblemente un aumento procedente de la ingesta de potasio y el exceso entra en el compartimiento celular, estando controlada por la secreción de insulina, la actividad del sistema nervioso simpático y la producción de aldosterona, una hormona segregada por las glándulas suprarrenales. Si continúa la ingesta exagerada se produce un aumento de aldosterona y con ello la eliminación renal del potasio, el cual incluso puede comenzar a excretarse por heces.

Una cantidad muy importante del potasio eliminado por riñón es reabsorbida en el túbulo proximal, mientras que el restante sale al exterior por el túbulo distal, ambas acciones influenciadas por la cantidad de sodio que exista en ese momento. Un aumento en los niveles de eliminación del sodio provocará igualmente una mayor eliminación de potasio.

Funciones orgánicas

• En unión al sodio, participa en la transmisión de los impulsos nerviosos, en la normalización de la presión arterial, en el equilibrio ácido base de la sangre, en las funciones de todo el sistema muscular incluido el cardíaco y en el metabolismo celular.
• Mantiene con el sodio la hidratación adecuada en la piel.
• Participa en la producción de la energía a través de la síntesis de las proteínas y estimulando el paso de glucosa a glucógeno.
• Mantiene el peristaltismo intestinal activo.
• Colabora con el calcio en la contracción muscular y con el magnesio en la relajación.
• Mantiene la llegada de oxígeno al cerebro

Fuentes naturales

Está presente en la mayoría de los alimentos vegetales, aunque en mayor proporción en:
Los frutos secos.
El pescado y la carne.
La soja verde.
Las patatas crudas.
Los zumos cítricos como la naranja.
Los cereales integrales.
Las hortalizas de hoja.
Los plátanos, las ciruelas y las manzanas.

La miel y la melaza de caña.

Causas de carencia

- Diarreas, vómitos o exceso de orina.
- Administración de hormonas corticoides, aldosterona o ACTH.
- Administración de diuréticos como tiacidas, furosemida o ácido etacrínico. Otros diuréticos, como el triamtirene o la espironolactona, aunque se anuncian como ahorradores de potasio, lo cierto es que solamente lo eliminan en menor cantidad, aunque no por ello evita el realizar controles periódicos.
- Carencia de magnesio.
- Cetoacidosis en la diabetes.
- Acidosis del túbulo renal.
- Pielonefritis.
- Ingestión excesiva de regaliz.
- Administración del antibiótico carbenicilina o penicilina.
- Uso continuado de laxantes.
- Aspiración gástrica.
- Adenoma de colon.
- Administración de insulina que produce glucogénesis.
- Parálisis periódica.
- Administración de medicamentos como el albuterol o la terbutalina.
- Pérdidas por sudor.
- Administración prolongada de sueros glucosalinos.
- Intervenciones quirúrgicas.
- Quemaduras extensas.
- Ingestión prolongada de arcilla.
- Anorexia, anemia y ayunos periódicos.
- Alcoholismo.
- Insuficiencia cardiaca y pulmonar crónica.

Síntomas carenciales

Debilidad mental, especialmente grave en ancianos, en donde hay desorientación y confusión.
Parálisis muscular.
Insuficiencia respiratoria por hipoventilación.
Parálisis intestinal con bloqueo de los movimientos peristálticos.
Hipotensión y taquicardia.
Espasmos musculares.
Tetania.
Nefropatía y poliuria.
Alteración del ECG y trastornos cardiacos serios en personas que toman digital.
Contracciones ventriculares y auriculares.
Pérdida de los reflejos.
Estreñimiento.
Abdomen hinchado.
Piel seca.
Sed intensa.
Somnolencia e irritabilidad.
Incontinencia urinaria.
Dolores de cabeza, huesos y articulares.

Las carencias demostradas requieren administrar suplementos de potasio durante varios días, evitando los preparados con cubierta entérica que producen ulceración en el intestino delgado, siendo preferibles aquellos que contienen un sustrato de cera. De todas maneras, la toma regular de alimentos ricos en potasio sigue siendo la manera más segura e innocua de tratar las carencias.

Aplicaciones

También resulta útil en los trastornos cardiovasculares, en especial durante el uso de diuréticos, alcoholismo, alergias, cólicos en los niños, trastornos del ritmo cardíaco, post-infarto, insomnio, tratamientos del cáncer, y en todas la terapias de metales para permitir la entrada de los Oligoelementos a la célula, reumatismo crónico, dolores reumáticos en general.

Aplicaciones no carenciales

La toma de suplementos de potasio puede estar justificada en los casos siguientes, aunque nunca se deberán utilizar preparados farmacéuticos sino solamente levadura de cerveza enriquecida en potasio o alimentos ricos en este mineral, dejando los preparados de farmacia para ser recetados por los médicos.

Retención de líquidos, celulitis y edemas.
Administración de diuréticos, químicos o a base de hierbas.
Ingestión habitual de bebidas alcohólicas.
Dietas pobres en hidratos de carbono.
Fiebre y sudores intensos.
Estreñimiento.
Gastroenteritis, colitis, diarreas.
Mononucleosis infecciosa.
Hipertensión, taquicardias.
Angina de pecho de repetición.
Poca resistencia muscular, falta de energía.
Incapacidad para mantener contraídos los músculos.
Parásitos intestinales.
Jaquecas y dolores musculares.

Exceso

Puede haber exceso de potasio en casos de acidosis, hiperglucemia, ejercicio moderadamente intenso y en la leucocitosis. También en casos de falta de orina durante la insuficiencia renal, en los traumatismos con aplastamiento, en las hemorragias y quemaduras graves, así como en la insuficiencia suprarrenal. Estas alteraciones son lo suficientemente graves como para requerir un internamiento hospitalario y la sintomatología que la acompaña (toxicidad cardiaca y parálisis) así lo aconseja.

Los casos leves se pueden tratar en el domicilio con sulfonato sódico de poliestireno y sorbitol, o gluconato cálcico.

Dosis catalítica: 0,75 mg/día

SÍLICE

Este mineral que compone nada menos que la cuarta parte de la corteza terrestre, apenas si ha sido investigado en nutrición humana. Después del oxígeno es el elemento más importante en La Tierra, siendo muy similar al carbono, otro de los elementos básicos para la vida tal y como la conocemos. Conserva muchas similitudes con este elemento esencial, aunque los enlaces de sus átomos están aún más fuertemente ligados entre sí, lo que le hace estructuralmente fuerte y muy estable.

Está presente en todos los seres vivos, especialmente en aquellos tejidos fuertes o sólidos como los tendones, el pelo, la piel, el tejido conjuntivo, los huesos, la tráquea y el colágeno. También lo podemos encontrar en menor proporción en la esclerótica del ojo, los riñones, la piel, los pulmones y la sangre.

Funciones corporales

• Esencial en el desarrollo del sistema óseo y el mantenimiento de los ya formados.
• Forma el tejido conjuntivo y mantiene las articulaciones en buen estado.
• Es catalizador del azufre, el fósforo y el calcio.
• Forma parte del colágeno.

- Mantiene la pared arterial en buen estado, conservando su elasticidad.
- Ayuda al mantenimiento de la tensión arterial correcta.
- Es necesario en el crecimiento de las uñas, pelo y piel sana.

Procedencia

La Cola de Caballo, una popular planta que crece silvestre en todo el mundo, es una de las mejores fuentes de sílice que podemos encontrar. Basta una infusión diaria para asegurarnos dosis óptimas de este mineral. También lo encontramos en los cereales integrales, la levadura de cerveza, el germen de trigo, la alfalfa, las semillas de calabaza y sandía, así como en las hortalizas de hoja verde, las manzanas, las peras, los puerros, la coliflor y los ajos. La popular cerveza también es otra fuente interesante de silicio, lo mismo que las algas marinas y los brotes de bambú.
La dosis diaria recomendada es de 30 mg.

Aplicaciones

Flojedad en los ligamentos, especialmente de los tobillos.
Trastornos en la osteogénesis (fracturas que tardan en solidificarse), osteoporosis y otras enfermedades degenerativas.
Reconstitución del tejido óseo, deficiencia intelectual, atonía cerebral, verrugas y prostatitis.
Todas las alteraciones de las uñas (manchas blancas), dientes y huesos.
Raquitismo y huesos débiles o poco desarrollados.
Caries.
Poco crecimiento, tanto óseo como muscular.
Arteriosclerosis.
Hipertensión.
Dolores articulares, menisco inestable.

Vejez prematura.
Senos flojos, caídos.
Ciática.
Artritis reumatoide.
Mala circulación por alteración de la pared vascular.
Enfermedades degenerativas del corazón.
Intoxicaciones por mercurio.
Agotamiento nervioso por desaliento.
Dispepsia con eructos.
Estreñimiento.
Retortijones intestinales.
Cálculos renales con infección.
Ulceraciones de piel con pus.
Otitis.
Abscesos supurados.
Celulitis.
Niños débiles, delgados.
Disfunciones neurovegetativas.
Sensibilidad extrema al frío.

Toxicidad

No se conocen casos de toxicidad por ingerir tabletas o suplementos de silicio, aunque sí por inhalarlo. El polvo de silicio, presente en numerosas minas, se incrusta con gran facilidad en los pulmones y puede dar lugar con relativa frecuencia a enfermedades profesionales como la silicosis. Por fortuna, si la persona está sana y no es fumador, la mayor parte se elimina como ácido silícico, por lo que deja de ser tóxico.

Otra forma de ingerirlo involuntariamente es en los alimentos procesados, ya que es un aditivo muy utilizado para evitar que los alimentos se apelmacen o para que no se forme espuma.

SODIO

Aunque ahora es, junto al azúcar, uno de los nutrientes más desprestigiados, lo cierto es que no solamente es el más esencial de todos para la vida sino que desde hace milenios fue considerado así hasta el punto en que una persona – también un esclavo- valía lo que su peso en sal. De igual modo, la palabra "salario" procede de sal y este era el bien más preciado que se podía dar a un trabajador, llegando a estar sometida a impuestos, en la misma línea que los terrenos y las mansiones.

Sabido los gobernantes del papel tan esencial que jugaba la sal para el buen rendimiento de sus ejércitos, ningún soldado podía salir a pelear sin llevar consigo su ración de agua y sal, considerándose que el poderío económico de los pueblos dependía esencialmente de sus reservas de sal. Esta situación se mantuvo durante siglos y sabemos que el rey Felipe VI de Valois y también Carlos V pusieron un impuesto especial a la posesión de tan preciado elemento, el cual solamente desapareció en un corto período, volviéndose a restaurar en 1806. El motivo por el cual no cuenta en la actualidad con el afán recaudador del fisco es algo que agradecemos, ya que incluso el agua, siendo un elemento aún más importante para la vida, tiene un precio y un impuesto.

El agua

Es imposible hablar de sodio sin mencionar al mismo tiempo el agua, ya que uno sin el otro no son nada. El contenido total de agua en un adulto oscila entre un 55 a un 65% de su peso total, siendo un 10% menos en las mujeres a igualdad de peso, estando 2/3 de esa cantidad dentro de las células y 1/3 fuera.

La cantidad de agua está regulada por diversos factores, entre ellos el mecanismo de la sed, la hormona del lóbulo posterior de la hipófisis (ADH) y los riñones. Cualquier alteración en el nivel de líquidos produce una respuesta automática en nuestro organismo para cubrir las demandas y si no basta con la sed se produce una retención de los líquidos aún existentes para conservar las reservas.

Además del agua ingerida, unos 300 ml/día se forman a partir del catabolismo corporal y permiten mantener los niveles óptimos en situaciones deficitarias. En situaciones normales se eliminan 650 ml/día en un varón que no sude, pudiéndose multiplicar sensiblemente en épocas de calor o esfuerzos físicos intensos. Cuando hay fiebre las pérdidas pueden ser de hasta 75 ml/día por cada grado de aumento, mucho más si hay diarrea o vómitos, momentos en los cuales un niño se puede deshidratar en pocas horas. En estos casos extremos, como veremos a continuación, es cuando la cantidad de sal ocupa un papel esencial en el mantenimiento de la vida.

El sodio

El contenido total de sodio está regulado por un equilibrio entre la ingesta y la eliminación renal, aunque ésta puede adaptarse a la ingesta y no producirse alteraciones orgánicas dentro de unos límites razonables. Esta eliminación está controlada por el índice de filtración de los glomérulos y la carga de sodio filtrada, así como por la secreción de las hormonas suprarrenales (aldosterona, entre ellas), existiendo también una reabsorción renal a través de los túbulos proximales en caso necesario. Pero aunque es posible eliminar grandes cantidades de agua y poco sodio, las alteraciones de la salud son mucho más notorias cuando se elimina sodio.

Causas de carencia de agua y sodio combinadas

Aunque los antecedentes del enfermo son la mejor pauta para averiguar la posible carencia de líquidos (estado comatoso, desorientación, vómitos o diarreas), un dato a tener muy en cuenta para valorar la gravedad es la pérdida del peso en un período muy corto de tiempo, incluso horas. Los síntomas físicos, tan utilizados en caso de duda, como la disminución de la turgencia de la piel, la tensión intraocular y la lengua seca, son poco fiables en ancianos y personas que respiran por la boca. Son datos más fiables la hipotensión postural, la taquicardia, la desorientación o el shock.

Estas son algunas de las causas de pérdidas:
- Vómitos, diarreas o aspiración gástrica.
- Sudoración excesiva.
- Diálisis.
- Insuficiencia suprarrenal crónica, enfermedad de Addison.
- Insuficiencia renal aguda o crónica, nefritis, pielonefritis o mieloma.
- Tratamiento con diuréticos.
- Diabetes complicada.

Funciones corporales del sodio

Contribuye al proceso digestivo manteniendo una presión osmótica adecuada. Además, fomenta la producción del ácido clorhídrico.

En colaboración con el potasio regula los líquidos de las células.

Impide la salida excesiva de los líquidos corporales, manteniendo la excreción renal en unos niveles óptimos.

Con su presencia en el interior de la célula colabora en la transmisión del impulso nervioso.

Es uno de los factores que intervienen en la regulación del equilibrio ácido- base orgánico.

Mantiene la presión arterial con la debida tensión y sin oscilaciones.

Favorece la producción de energía al actuar en la síntesis del ATP.

Ayuda al mantenimiento y función de las demás sales minerales.

Alteraciones carenciales

La carencia de sodio no suele deberse a un déficit en su aporte alimentario, ya que la mayoría de los alimentos suelen contener sodio en suficiente cantidad como para cubrir las necesidades diarias. Las anomalías suelen darse a causa de alteraciones renales, en las cuales el riñón retiene sal y agua. Cuando hay un déficit de sodio en las células un aporte exclusivo de agua, sin que esté enriquecido con sodio, puede causar una hiponatremia (poco sodio) por dilución. Estos casos son frecuentes cuando se administran opiáceos, en las neoplasias o infecciones pulmonares, en la meningitis y encefalitis, así como en los traumatismos.

Otras causas habituales son la insuficiencia suprarrenal o hipofisaria, la insuficiencia cardiaca, la cirrosis hepática y la toxemia del embarazo.

Entre las causas no asociadas a enfermedades tenemos el empleo de diuréticos para adelgazar, la sauna y el ejercicio intenso en época de calor. En estos casos no basta con tomar mucha agua, puede ser muy perjudicial, y se hace necesario ingerir líquidos enriquecidos en sodio.

A nivel sintomático pueden darse los siguientes trastornos:

Hipotensión, fatiga intensa y colapso venoso.

Apatía mental con estupor.

Convulsiones y calambres intensos en las pantorrillas.

Piel enrojecida, sensación de calor intenso y sequedad de la boca.

Taquicardia y posteriormente colapso circulatorio.

Plenitud gástrica con gases e imposibilidad en digerir los alimentos vegetales y la carne.

Hay ojos hundidos y piel que no se recupera al pellizcarla.

Exceso de sodio

El exceso hay que entenderlo como una deficiencia de agua en relación a la cantidad de sodio, ya que mientras el aporte y la eliminación de líquidos sean correctos para la persona, nunca puede existir exceso de sodio. La hipernatremia (exceso de sodio) se produce cuando las pérdidas de agua exceden a las de sodio, sin que estas pérdidas sean cubiertas. Aunque el mecanismo de la sed suele ser el mejor controlador, no todas las personas disponen de un mecanismo correcto y hay casos como los ancianos y los niños en los cuales puede existir una aguda deshidratación sin que haya sed. Este caso es muy normal en personas enfermas, mucho más si están inconscientes o debilitadas.

Aunque hay casos en los cuales la persona ingiere sodio o alimentos muy salados en clara desproporción con la ingesta de agua, suelen ser casos aislados. Por causas orgánicas podemos encontrar excesos de sodio en la diabetes insípida, la deficiencia hipofisaria de la hormona ADH (antidiurética), el exceso de azúcar en sangre, la diuresis forzada por medicamentos, en la insuficiencia renal crónica, así como en la hipercalcemia y la carencia de potasio. Otra causa, además de la poca ingestión de agua o personas que la sustituyen por bebidas alcohólicas o pobres en sodio, es la sudoración excesiva que provoca pérdida de agua y retención de sodio.

Los síntomas del exceso son:
Disfunción del SNC como consecuencia a la contracción de las células cerebrales.
Confusión.
Excitabilidad neuromuscular.
Convulsiones y coma.

Los casos más leves, por alimentación incorrecta y poca ingesta de agua son:
Edema en las pantorrillas.
Cardiopatías y nefritis.

Piel seca, arrugas.

Referente a la hipertensión hay que aclarar que el exceso de sodio nunca provoca hipertensión arterial en una persona sana. Tiene que existir previamente una anomalía en las paredes vasculares y una ingesta pobre de agua para que la sal pueda producir hipertensión. Además, últimos estudios reconocen que muchos hipertensos no son sensibles a la sal en su dieta y, por tanto, no deberían suprimirla. La sal marina sin refinar es, insistimos, un elemento imprescindible en la cocina, no solamente para dar sabor a los alimentos sino para que se puedan digerir.

Un dato que hay que tener en cuenta es que un bebé necesita beber agua isotónica, esto es, con su contenido en sodio normal. Las aguas minerales pobres en sodio y con mucha más razón el agua hervida, no son adecuadas para la salud del bebé. La carencia de sal en la alimentación causa más daño que el exceso.

La sal también nos puede ser útil como dentífrico.

Cuándo es aconsejable tomar suplementos o bebidas ricas en sodio

En épocas de gran calor.
Cuando se realice ejercicio físico.
Los que trabajan en ambientes calurosos como los panaderos.
Los que beben habitualmente bebidas alcohólicas.
Cuando hay fiebre.
Siempre que exista una diarrea, incluso leve.
Cuando hay vómitos. En estos casos hay que dar suero fisiológico o una mezcla equivalente de bebidas isotónicas en dosis de una cucharada cada cinco minutos.
Siempre que existan calambres nocturnos.
En el agotamiento y la hipotensión.

CAPÍTULO 4

Microminerales

AZUFRE

Aunque no puede considerarse al azufre como un mineral esencial, al menos en la misma forma en que se consideran los otros, su presencia ligada a ciertos aminoácidos como la metionina o la cistina o al enzima glutatión, entre otros nutrientes, nos da una idea de la importancia que tiene en la alimentación humana.

Hay investigadores, como es el caso de Dziewistkowsky, el cual demostró marcando con isótopo radiactivo un aminoácido que se podían elaborar algunos de ellos solamente a partir del azufre. Por tanto, y para simplificar, debemos considerar al azufre como un nutriente esencial ya que sin él tendríamos carencias de los aminoácidos azufrados, especialmente de metionina, ocasionando anomalías con solamente 24 horas de déficit orgánico. Por otro lado, las afinidades químicas del azufre con el oxígeno y el hidrógeno convierten a la cisteína en un vehículo de numerosos procesos biológicos, entre ellos la formación de la insulina pancreática, la cual solamente conserva sus propiedades hormonales gracias a las moléculas de cisteína, un aminoácido sulfurado.

También sabemos que las hormonas del lóbulo posterior de la hipófisis tienen una riqueza en cisteína muy alta, del 10%, y que la queratina (la sustancia dura) del pelo y las uñas, deben sus propiedades precisamente a este compuesto. Si a estos efectos añadimos el papel como lipotrópicos de los aminoácidos azufrados, comprenderemos que aunque no consideremos al azufre como un nutriente imprescindible en la dieta sí lo es como factor esencial para la vida.

Procedencia

Los alimentos proteicos son la fuente más rica en azufre, aunque existen alimentos vegetales que también pueden suministrarnos suficiente cantidad. De cualquier manera su difusión por la naturaleza es tal alta que no se conocen carencias de él, aunque se recomienda una dosis diaria de 850 mg

Las mejores fuentes alimentarias son:
Los alimentos ricos en proteínas como el pescado, la carne y los huevos.
Las legumbres.
Los cereales integrales.
Los frutos secos, especialmente las avellanas y las almendras.
Las hortalizas.
Los bulbos como la cebolla y los ajos.
El pan integral y el gluten del trigo.
El limón.

Causas de su carencia

Como es casi imposible encontrar carencias de azufre con una alimentación normal, solamente con un déficit agudo de proteínas aparecerían síntomas de carencias.

Síntomas carenciales

Además de las alteraciones propias de una carencia en proteínas, podemos encontrar otras ligadas a la carencia de cinc y selenio (véanse éstas) ya que sus acciones en la piel, pelo y uñas son similares.

Aplicaciones no carenciales

Administrado en dosis catalíticas a la 6 DH como sulfato sódico o potásico, o como levadura de cerveza cultivada en azufre, lo podemos emplear para:

- Reumatismo que se agrava con la humedad.
- Colecistitis con inflamación hepática.
- Cólicos intestinales con flatulencia.
- Como laxante.
- Para purificar la sangre en el tratamiento de enfermedades de la piel.
- Vómitos con bilis.
- Anginas supuradas.
- Afecciones bronquiales intensas con gran mucosidad.
- Rinitis con secreciones.
- Blenorragia con secreción viscosa.
- Cistitis supurada.
- Leucorrea amarilla.
- Ganglios linfáticos inflamados.
- Eccemas con exudados.
- Forúnculos, psoriasis, sabañones y verrugas.
- Conjuntivitis.
- Otitis supurada.
- Celulitis intensa.
- Asociado al cinc y al selenio para los procesos degenerativos.
- En unión a la vitamina B para potenciar sus acciones.
- En toda la patología del cuero cabelludo y uñas.

En resumen, es de gran utilidad en las personas con acné, en el asma, en los eczemas crónicos, en el estreñimiento, en las enfermedades del hígado y de la vesícula biliar y los episodios de urticaria. También en la fatiga, bronquitis crónica con dilatación de bronquios, asma, eczema, várices, arritmias extrasistólicas. Estreñimiento. Cólicos por insuficiencia hepática, hemorroides, enfermedades del hígado y vesícula biliar. Insuficiencia dorsal dolorosa, artrosis, urticaria.

Dosis catalítica: 0,90 mg/día

CLORO

Aunque tan esencial como el resto de los minerales, el cloro no está disponible en el mercado como suplemento dietético, salvo unido a otros nutrientes como puede ser al sodio (cloruro sódico), o al potasio (cloruro de potasio), entre otros. En forma pura se utiliza ampliamente en droguería y farmacia por sus indudables efectos como desinfectante y potabilizador del agua.

En el cuerpo humano ocupa una gran proporción, casi un 15% del peso total, y además de estar unido invariablemente al sodio y al potasio a los cuales regula su carga iónica, lo encontramos de nuevo en el aparato digestivo como ácido clorhídrico. Por tanto, cualquier eliminación o sobrecarga de estos elementos va unida también a una alteración en los niveles de cloro.

Procedente de los alimentos se absorbe en el intestino delgado y es eliminado esencialmente por la orina y el sudor, siendo ésta última forma la mejor manera de analizar las pérdidas o la intoxicación aguda por este mineral. Después de su absorción se concentra preferentemente en los líquidos cerebro espinal y en los jugos gástricos.

La utilización masiva del cloro en el agua potable, tan imprescindible, no está exenta de problemas ya que junto a la labor destructiva de las bacterias patógenas también se eliminan aquellas esencialmente útiles para el proceso digestivo, como son los lactobacilus ácidos y bífidus. Otros estudios demuestran que incluso es destruida la vitamina E procedente de los alimentos. El agua clorada de las piscinas contribuye a la destrucción de los microorganismos útiles que están en nuestra piel, dejándola privada de su capacidad defensiva, siendo obligado ducharse perfectamente después del baño, aunque sea de nuevo con agua clorada, esta vez en menor proporción.

Afortunadamente el organismo dispone del mecanismo del sudor como forma de eliminar el exceso de cloro, a no ser que haya sido inhalado al manipularlo en la desinfección de piscinas. En estos casos se convierte en un peligro gas irritante del aparato respiratorio.

Las pérdidas corporales de cloro son frecuentes en casos de vómitos, diarreas, fuertes sudores, diabetes y cirrosis hepática.

Funciones orgánicas

Ayuda a la formación del ácido clorhídrico, esencial para la digestión de las proteínas.

Contribuye a los procesos de desintoxicación corporal a través del hígado, el sudor y las heces.

Mantiene la presión arterial en unión al sodio.

Junto a otros elementos controla el equilibrio ácido base de la sangre.

Regula la presión osmótica de las células y la relación correcta del sodio y el potasio.

Mantiene la hidratación adecuada del organismo, especialmente de la piel.

Al formar parte de los fluidos corporales, ayuda a la distribución de los elementos corporales, entre ellos las hormonas.

Síntomas de carencia

Aunque no es frecuente encontrar carencias de cloro, salvo unidas al potasio y al sodio, las siguientes alteraciones pueden indicarnos problemas nutricionales que hay que corregir:

Falta de acidez gástrica.

Eliminación excesiva o carencias de sodio y potasio.

Imposibilidad de contraer los músculos con fuerza.

Alopecia en épocas veraniegas o de gran calor.

FLUOR

Detectado por primera vez por Morichini y Gay-Lussac en 1805 en los huesos de los animales y posteriormente en los vegetales gracias a Nickles en 1857, fue en 1929 cuando se realizaron los primeros estudios demostrativos sobre su presencia en todos los vegetales. En esa época ya se demostró, además, que el flúor incrementaba la densidad del hueso de las personas que padecían osteoporosis. Desde ese momento y hasta la utilización masiva del flúor para impedir la formación prematura de caries dentarias, pasaron un montón de años de fuerte controversia. De un lado estaban aquellas personas ligadas a los laboratorios farmacéuticos, los cuales presentaron informes muy poco objetivos sobre la necesidad de que todos los niños tomaran regularmente dosis extras de flúor. Para ellos era una forma eficaz de prever la caries dental, argumento que indudablemente fue apoyado por los odontólogos quienes insistieron además de que debían realizar dos visitas al año a sus consultas para darles "unos toques" de flúor en los dientes. Por si fuera poca esta presión, los fabricantes de pastas dentarias se apoyaron en estas campañas e incorporaron el flúor a todas sus pastas de dientes y elixires. Pero paralelamente a estos movimientos que muchos investigadores calificaron de puramente económicos y falsos, se publicaron informes que hablaban de la toxicidad tan alta del flúor, mucho más cuando se administra en niños, embarazadas o ancianos, al mismo tiempo que se empezó a demostrar que la incidencia de caries seguía igual de alta.

El resultado final, además del enriquecimiento de todos cuantos hablaban maravillas del flúor, fue que la población seguía con sus caries generalizadas y aparecían casos cada vez más frecuentes de intoxicaciones por consumo de pastillas enriquecidas con flúor. El colmo de los despropósitos fue el fluorar el agua potable, el agua de bebida, lo cual obligaba a toda la población, quisiera o no, a tomar dosis extras de flúor todos los días de su vida. De nada sirvieron las protestas ni los informes bien elaborados de los otros investigadores que estaban en contra de esa medida, ya que las aguas se "enriquecieron" en flúor, lo mismo que las cuentas bancarias de quienes lo vendían. Desde ese momento obligaron a toda la población a tomar dosis continuadas de un oligoelemento, tuvieran necesidad o no de él. O dicho de otro modo, para prevenir una enfermedad infantil (la cual por cierto sigue sin resolver), se hacía beber agua con flúor a toda la población sin tener en cuenta necesidades, ni toxicidad, especialmente en ancianos. Los laboratorios farmacéuticos habían conseguido, manipulando a los políticos, introducir en el agua de bebida un elemento tóxico sin el consentimiento de la población.

¿Quiere esto decir que el flúor es un elemento peligroso? Es tan peligroso como el hierro, el calcio o el fósforo, valgan estos ejemplos, si se administra sin tener en cuenta edades, absorción, continuidad o características individuales. Aunque en Europa no se han publicado datos fidedignos de la peligrosidad de fluorar el agua potable, en Estados Unidos circuló un informe muy serio en el cual se demostraba que una dosis de más de 1 mg por día de flúor no solamente era ya tóxica, sino que aumentaba la incidencia de caries en los niños. Las experiencias fueron aún más precisas: dosis de flúor entre 0,5 mg y 1,9 mg diarios aumentaban la frecuencia y tamaño de las caries, mientras que por debajo de esa cifra la reducía. Cuando se alcanzaban los 3 mg/día ya había signos de toxicidad renal muy grave. Por tanto, y si tenemos en cuenta que en los meses de verano el consumo de agua por persona puede llegar a los cuatro o cinco litros por día, entre comidas y bebidas, es fácil comprender la peligrosidad de fluorar el agua.

Funciones orgánicas

En los animales, además de su efecto sobre el sistema óseo, parece influir en su crecimiento, en la fertilidad y en la formación de los hematíes, datos estos que no han podido ser confirmados en el ser humano.

Su presencia en la glándula tiroides, la piel, los dientes y los huesos de los hombres nos induce a creer que debe tener cierta utilidad en la salud, especialmente en incrementar la densidad de los huesos. Por tanto podemos pensar que es uno de los elementos minerales que mantienen en buenas condiciones la estructura ósea de los huesos largos, los cartílagos articulares y especialmente aquellas partes óseas sometidas a gran esfuerzo como son las rodillas y los codos.

Su papel en la densidad ósea parece ser más manifiesto en casos de osteoporosis y se piensa que los dientes transparentes se deben a carencia de flúor. Lo que parece ya seguro es que de alguna manera está ligado al magnesio, el sílice, el fósforo y el calcio, y que su absorción es muy precaria ya que hay multitud de elementos que impiden su metabolismo, entre ellos los corticoides y el diazepán.

El problema mayor con el flúor a la hora de recomendar mínimos diarios, es que la dosis tóxica está muy cercana a la útil y, además, es muy variable de un individuo a otro. Mientras que la dosis recomendada oscila entre 05 mg y 1 mg/día, la dosis tóxica es con apenas 3 mg/día, algo más baja en embarazadas, ancianos y enfermos renales.

Procedencia

Además de su presencia obligada en el agua del grifo, la cual nos suministra nada menos que 2 mg de flúor (inorgánico) diarios si bebemos solamente un litro, en la naturaleza se encuentra en cantidad suficiente en el hígado y los riñones de mamíferos. También existe en el pescado, la piel de gallina, las leguminosas y hortalizas, la harina de huesos, la cebolla y el ajo, las semillas de alfalfa, los cereales integrales, los albaricoques, las uvas, las patatas, los rábanos, los tomates, los espárragos, las espinacas y las hojas de té chino, el cual nos aporta nada menos que 0,5 mg de flúor por taza. Este dato también es muy revelador, ya que en contra de lo recomendado por los defensores del flúor, los bebedores habituales de té tienen una incidencia de caries muy superior al resto de la población y eso que llegan a beber hasta tres tazas diarias.

Síntomas carenciales

La capacidad del flúor de detener o impedir la aparición de caries fue observada en los años 1930, aunque todavía hoy no se tiene la seguridad de que sea tan imprescindible como el calcio o el sílice en la formación del esmalte dentario. Lo que sí se puede afirmar es que la parte exterior del diente es rica en flúor y que parece que tiene cierto efecto sobre las bacterias causantes de la caries, quizá impidiendo su acción o porque no puedan desarrollarse en presencia del flúor. No obstante, otras opiniones hablan de que la caries está producida por la acidez de los alimentos refinados, los hidratos de carbono en especial, y que una alimentación que incorpore cereales integrales y evite el azúcar blanco es suficiente para impedir la aparición de las caries.

De cualquier manera y como la controversia sobre el flúor permanece vigente, se puede afirmar con ciertas reservas que la carencia de flúor provoca una tendencia a las caries en niños, osteoporosis en los ancianos y laxitud ligamentosa en adolescentes. Lo que es más dudoso es que las pinceladas de flúor en los dientes o la fluoración del agua sean medidas terapéuticas adecuadas, al menos más adecuadas e inocuas que el comer alimentos saludables.

Aplicaciones no carenciales

Una vez que dejamos en una incógnita la aplicación sistemática o preventiva del flúor, podemos quizás recomendar emplear dosis terapéuticas para enfermedades en las cuales no está demostrada ninguna carencia, pero que una dosis extra pequeña quizás pueda ser útil:
Caries dental en los niños, una vez que ya se les han caído los llamados "dientes de leche".
Osteoporosis en ancianos, en unión a la vitamina D y Dolomita.
Cifosis, escoliosis y cualquier otra desviación temprana de la columna vertebral.
Dolores de costado y artrosis cervical.
Artrosis y enfermedades reumáticas degenerativas.
Retrasos en la consolidación de las fracturas.
Raquitismo y osteomalacia.
Laxitud de ligamentos, especialmente en jóvenes deportistas.
Esguinces y torceduras frecuentes.
Enuresis.
Uñas quebradizas.

La mejor manera de ingerir dosis suplementarias de flúor es utilizar dosis catalíticas, en las cuales lo más importante no es la cantidad de mineral sino su presencia. Estas dosis tan pequeñas son totalmente inocuas y, sin embargo, conservan importantes acciones terapéuticas. Si preferimos dosis más altas pero que sigan teniendo un gran margen de seguridad, emplearemos la levadura de cerveza rica en flúor. En este sentido también hay que aclarar una cuestión: no es lo mismo una levadura de cerveza cultivada en un medio rico en flúor, que enriquecer el flúor con levadura de cerveza. En el primer caso nos encontramos con un medio natural para asimilar el flúor, muy cercano a cuando comemos alimentos ricos en mineral, mientras que en el segundo solamente mezclamos flúor inorgánico con un alimento natural, pero el resultado no es igual, aunque también nos aseguremos de su metabolización.

Las otras formas farmacéuticas, pastillas con mezclas de oligoelementos, chicles y caramelos con flúor o elixires para enjuagarse la boca, no son formas idóneas.

Exceso

Desde que en los años 40 se descubrió la importancia del flúor en la dureza del esmalte dental, su uso ha sido ampliamente aceptado y practicado, y paralelamente criticado. Pero mientras hace algunas décadas solamente se recomendaba el uso cotidiano de pastas de dientes conteniendo flúor, ahora se le añade un gel tópico en la visita al odontólogo, colutorios semanales o diarios, leche enriquecida con flúor, sal de cocina igualmente enriquecida con flúor, y dosis quincenales de flúor ingerido. Por si fuera poco, numerosos países han fluorado las aguas potables de la población, con lo cual nadie se puede escapar a este uso y abuso del flúor. Intenten buscar alguna pasta de dientes que no contenga el cartel de "contiene flúor" y verán de qué les estoy hablando.

Por eso se debería advertir a la población de que el flúor es un elemento gaseoso venenoso y corrosivo (lo encontramos en la naturaleza como fluorita), y que la dosis tóxica es de 2,5 mg en una sola toma, mientras que la intoxicación crónica se logra con apenas 2 mg/día. Además, se da la paradoja de que un exceso de flúor aumenta la incidencia de caries, al mismo tiempo que acrecienta su toxicidad, especialmente a nivel renal. Las primeras manifestaciones de intoxicación las encontramos en el propio diente que queremos proteger, con la presencia de manchas dentarias que inducen a pensar en falta de higiene, lo que hace que la persona afectada aumente la frecuencia de sus lavados…con pasta de dientes rica en flúor. Después aparecerá esclerosis ósea, alteraciones tiroideas, retraso del crecimiento y, finalmente, lesiones renales irreversibles.

El problema en la dosificación del flúor, como preventivo de la caries dental, es que la dosis útil está demasiado cerca de la dosis tóxica, y en esto influye mucho la edad. Un anciano, por ejemplo, es mucho más sensible a una dosis moderada de flúor que un niño, y éste que un joven.

Sumemos dosis de flúor:

Agua del grifo fluorada: 0,4-1 mg/l.
Agua mineral: *Font Vella* 0,2 mg/l., *Solán de cabras* 0,4 mg/l.
Una raya de pasta de dientes: 1 mg.
Elixires: 5 gotas 0,25 mg.
Comprimidos: 1 mg/uno.
Sal de cocina fluorada: 2,2 mg/k.
Una taza de té: 0,3 mg/l.

Como vemos, estamos ingiriendo dosis demasiado altas de este corrosivo y venenoso mineral, sin que nadie parezca mostrar interés en realizar una evaluación a nivel mundial, quizá porque de confirmarse su toxicidad en los seres humanos se vendría abajo un imperio económico montado a su alrededor.

¿De dónde vino la creencia de que el flúor es indispensable para la dureza del esmalte dental? Analicemos la composición de esa capa protectora del diente:
Colágeno
Glicoproteínas y Proteoglicanos
Citrato y Lactato
Hidroxiapatito
Fosfatos, carbonatos, sulfatos.
Magnesio, flúor, hierro, cobre, potasio.

Agua

Bien, parece ser que el flúor no es el único elemento, y ni siquiera el más importante en cuanto a cantidad se refiere. Además, y puesto que el organismo humano no dispone de mecanismos para la regulación del flúor, parece improbable que un aumento en la ingesta, y mucho menos en la aplicación tópica, pueda lograr algún beneficio en la composición del diente. En los niños pequeños, sin embargo, parece existir algún mecanismo regulador sobre las concentraciones de flúor en el esmalte dentario, por lo que una pasta de dientes ligeramente fluorada podría aportar algún beneficio a corto plazo. Esta afinidad decrece con la edad y una vez completado el desarrollo óseo cualquier exceso se convierte en un problema.

A nivel hospitalario se han declarado intoxicaciones por flúor en ancianos, personas sometidas a diálisis renal crónica, y se le ha relacionado con numerosos casos de muertes por fibrilación verticular. También hay declaraciones de alerta en cuanto a su efecto lesivo en la membrana de las células epiteliales, en la mucosa gástrica, en este caso por la alta concentración de flúor en la aplicación tópica. Además, no debemos olvidar que los niños pequeños no saben escupir la pasta de dientes una vez finalizado el lavado, ingiriendo involuntariamente dosis potencialmente peligrosas de flúor. Esto se manifiesta en forma de dolor epigástrico, náuseas, vómitos, y cuando coincide con la toma semanal del comprimido o jarabe de flúor podemos encontrar complicaciones tan graves como acidosis, convulsiones, parálisis respiratoria o arritmia seguida de muerte por falla cardíaco; y todo eso sin que ningún médico pueda sospechar la causa.

Todos aquellos países que iniciaron hace más de 20 años las campañas a favor de la fluoración de las aguas y el uso del flúor para el lavado de los dientes, han detectado ya numerosos casos de intoxicación. Y todo ello para tratar de evitar un problema, la caries, que se corregiría simplemente no comiendo carbohidratos refinados.

Dosis catalítica: 1,25 mg/día

YODO

En 1811 fue identificado este mineral en las algas marinas fucus y empleado para el tratamiento del bocio endémico por el médico Coindet en 1820. Unos años más tarde, en 1831, el doctor Boussingault confirmó la relación entre el bocio y la carencia de yodo, afirmando que las zonas costeras estaban a salvo de dicha enfermedad por comer abundante pescado. También descubrió que el agua de Antioquía era muy rica en yodo, aunque todavía no aclaró todas las dudas de sus colegas. Anteriormente, en el siglo XVII, ya se utilizaban las esponjas de mar como medicamento para el tratamiento del bocio.

La demostración científica de que la carencia de yodo producía el bocio fue confirmada sin lugar a dudas en 1933 por el Dr. Marine, quien ya estableció la dosis diaria necesaria para la prevención de la enfermedad. Paralelamente a ello se analizó la presencia de yodo en 110 especies vegetales y en numerosos animales marinos, así como su acumulación en la glándula tiroides formando parte de la hormona tiroxina.

Funciones orgánicas

Con una cantidad total que oscila entre los 20 y los 50 mg de yodo, el 80% concentrado en el tiroides como tiroglobulina, este mineral cumple una misión esencial y única en el metabolismo humano. El yodo ingerido es concentrado activamente por el tiroides para ser convertido en yodo orgánico por acción de una peroxidasa y posteriormente incorporado en la tiroxina de la tiroglobulina. Una parte de las tiroxinas son privadas de yodo en el tiroides, penetrando éste en los depósitos glandulares para su reutilización, difundiéndose la mayor parte por la sangre donde se incorporarán a ciertas proteínas.

El yodo está relacionado de alguna manera con al menos 100 procesos enzimáticos controlados por el tiroides, entre ellos:
- Controlar la energía metabólica de las células.
- Participar en el crecimiento estatural de los niños.
- Favorecer el desarrollo intelectual y afectivo.
- Actuar sobre el metabolismo de las grasas de manera definitiva.
- Controlar todos los procesos de asimilación y utilización de los minerales y el agua.
- Favorecer el crecimiento sano de la piel, los cabellos y las uñas.
- Actuar sobre el sistema circulatorio.
- Trabajar en conjunto con el resto de las glándulas endocrinas, especialmente la hipófisis y las gónadas.
- Actuar sobre el sistema neuromuscular.
- Activar la síntesis de la melanina.
- Facilitar la conversión de los carotenos en vitamina A.
- Participa en el metabolismo de las proteínas y los carbohidratos.
- Estimula la síntesis del colesterol.

Procedencia natural

Agua fresca, aunque oscila mucho la cantidad según la región.
Alimentos vegetales regados con agua de manantial.
Algas marinas de todo tipo, especialmente laminarias y fucus.
Los moluscos, mariscos, crustáceos y pescados marinos en general.
El berro y otras plantas acuáticas cercanas a manantiales.

El ajo y la cebolla.
Los cereales integrales y la cascarilla del arroz.
Las hortalizas de hoja verde.
Los alimentos lácteos.
La levadura de cerveza.
Los frutos secos.
El pomelo, el limón, la piña y numerosos frutos tropicales.
Sal marina sin refinar. Existe en el mercado una sal, denominada yodada, que no se pueden considerar una forma natural de ingerir yodo, ya que se trata simplemente de sal refinada a la que se ha añadido yodo inorgánico.
Aceite de hígado de bacalao.

Sustancias que bloquean al yodo

En cuanto a los medicamentos tenemos al ácido aminosalicílico, las sulfonilureas, resorcinol tópico (empleado en pomadas contra el acné), percloratos y el litio.
Los alimentos causantes del bocio son: los nabos, las coles, los repollos, los frijoles, la mostaza y las nueces. La causa parece estar en un bloqueo del yodo circulante en sangre, el cual no puede ser absorbido por la glándula tiroides. Este efecto puede extenderse incluso a animales que consumen mucha col rizada y consecuentemente a la persona que tome la carne o la leche de ese animal.

Causas de deficiencia

La carencia de yodo y por ello el bocio endémico, sigue siendo una enfermedad que la padecen nada menos que 200 millones de personas en el mundo entero, especialmente en Colombia, valles del Himalaya, norte de España y casi toda Sudamérica. También se siguen dando casos en Suiza y Estados Unidos.
De una manera resumida podemos decir que las causas pueden estar en tomar una alimentación deficitaria, bien sea

por escasa o por no consumir alimentos marinos. En el caso de los congelados se considera que se pierde al menos un 50% del yodo presente en ellos, especialmente en el agua que posteriormente se tirará. Este efecto es lo mismo que hervir pescado crudo y luego tirar el agua de la cocción.

Una forma sencilla de consumir yodo es tomar suplementos de algas marinas (Kelp, fucus o laminarias), bien sea en pastillas o simplemente incorporándolas a los alimentos.

Aplicaciones terapéuticas del yodo

Este mineral tan importante para la salud exige, sin embargo, un mayor control a la hora de dosificarlo, ya que un exceso o una utilización inadecuada pueden producir trastornos serios. Por ello y ante la duda, lo mejor es tomar alimentos que sepamos contienen suficiente cantidad, evitando las pastillas de farmacia a partir de ioduro potásico o extractos de tiroides.

Puede ser útil en:

Obesidad.
Caída prematura del cabello en jóvenes.
Cansancio y sueño a todas horas.
Hipotiroidismo, mixedema, cretinismo.
Angina de pecho.
Arteriosclerosis.
Mejora del desarrollo intelectual del niño.
Estímulo del rendimiento muscular.
Mejora en la absorción de otros minerales.
Mala circulación arterial.
Cabello seco y áspero.
Dismenorreas en jóvenes.
Bocio.
Uñas con estrías.
Bronquitis aguda.
Toxemia.

Esclerosis vascular.
Ganglios linfáticos inflamados.
Tuberculosis y sífilis.

Otras aplicaciones

Debilidad muscular, reumatismo, colesterol y/o triglicéridos elevados, hipertensión arterial, irritabilidad, aumento de peso, frialdad de manos y pies, enfermedad fibroquística de la mama. Exposición a material radioactivo, miocarditis seniles, afecciones respiratorias, vitíligo, trastornos capilares, arteriosclerosis.

Sobredosis

Se han detectado casos de sobredosis en personas que utilizaban sistemáticamente formas galénicas de yodo para desinfectar heridas. Las más corrientes son la tintura de yodo y la pavidona iodada. Ambos son excelentes desinfectantes cutáneos, aunque incompatibles con materiales orgánicos y elementos ácidos. Utilizados en heridas abiertas o en mucosas (bucal, vaginal) puede producirse una gran absorción del yodo y con ello alteraciones en la función tiroidea. En caso de ingestión accidental o cuando se quiera eliminarlo de la piel puede emplearse leche. Los síntomas incluyen vómitos, diarreas, cólicos abdominales e hinchazón del cuello.

CAPÍTULO 5

Oligominerales

ALUMINIO

El aluminio es el elemento metálico más abundante en la Tierra y en la Luna, pero nunca se encuentra en forma libre en la naturaleza. Se halla ampliamente distribuido en las plantas y en casi todas las rocas, sobre todo en las ígneas (volcánicas), que contienen aluminio en forma de minerales de alúmino-silicato. Cuando estos minerales se disuelven, según las condiciones químicas, es posible precipitar el aluminio en forma de arcillas minerales, hidróxidos de aluminio o ambos. En esas condiciones se forman las bauxitas que sirven de materia prima fundamental en la producción de aluminio.

Médicamente, desde que se descubrió su influencia negativa en la enfermedad de Alzheimer, una forma grave de demencia senil, las autoridades sanitarias han puesto freno a la comercialización de este oligoelemento como suplemento dietético. Esta postura, sin tener en cuenta dosis ni la amplia experiencia sobre dosificación correcta, pone en evidencia la falta de preparación de los expertos en sanidad. El aluminio en dosis altas o prolongadas es indudablemente un tóxico, como lo es el hierro, el calcio, el yodo y cualquier otro nutriente esencial, pero en diluciones homeopáticas o catalíticas no solamente está exento de toxicidad sino que es un aliado extraordinario para corregir problemas cerebrales y nerviosos.

Las sobredosis, que ocurren con frecuencia en los hogares al fregar enérgicamente los utensilios de cocina, eliminando así la capa protectora y liberando el aluminio puro, producen alteraciones cerebrales y lesiones renales. Otras ingestas de aluminio pueden tener lugar a través de la comida (quesos en especial), respirarlo a causa del humo de los cigarrillos y por contacto en la piel, del mismo modo que el aluminio doméstico que se emplea para envolver los alimentos puede ser absorbido si se mantiene en contacto algunas horas. También puede ocasionar casos graves de intoxicación por ingerir durante algunas semanas preparados farmacéuticos que contienen hidróxido de aluminio, muy empleado para combatir la acidez estomacal.

Los daños por exceso pueden ser:

- Daño al sistema nervioso central
- Demencia
- Pérdida de la memoria
- Apatía
- Temblores severos

El aluminio supone un riesgo en ciertos ambientes de trabajo, como son las minas, encontrándose frecuentemente en el agua. La gente que trabaja en fábricas donde el aluminio es aplicado durante el proceso de producción puede acusar problemas respiratorios, lo mismo que padecer alteraciones renales cuando entra en el cuerpo durante el proceso de diálisis. También se han detectado alteraciones en la salud por emplear vacunas que contienen sales de aluminio (sulfato o hidróxido) en su composición, generándose miofascitis, una alteración muscular crónica e irreversible en el músculo que ha albergado la vacuna.

Aplicaciones no carenciales

La experiencia lo recomienda como revitalizante cerebral en la oligofrenia, en la atonía cerebral y en los retrasos del desarrollo intelectual de los niños. También es un aliado de primer orden para combatir el insomnio. La aplicación debe ser invariablemente en dosis homeopáticas o catalíticas.

También es de utilidad aplicado localmente como cloruro de aluminio en el sudor excesivo (hiperhidrosis) de axilas y pies, aunque algunos estudios lo relacionan con el aumento de casos de cáncer de mama.

El exceso se puede eliminar comiendo manzanas ricas en pectina, vitamina B6 y fibra vegetal.

ARSÉNICO

Este elemento químico, cuyo símbolo es As y número atómico 33, se encuentra distribuido ampliamente en la naturaleza (cerca de $5 \times 10^{-4}\%$ de la corteza terrestre) y puede ser encontrado en ciertos suelos de forma natural. Por desgracia, cuando entra en contacto con el agua subterránea suele terminar en el agua de nuestro grifo, dando lugar a serias intoxicaciones. Aunque estos casos son poco frecuentes, se suele establecer cierta vigilancia sobre su presencia en los alimentos y el agua potable, así como en el manejo de los venenos contra las ratas, la mayor fuente de arsénico comercializado. El exceso o la intoxicación provocan diarrea, vómitos, edema pulmonar, deshidratación e insuficiencias hepática y renal, pudiendo ocasionar la muerte. Los niños expuestos a arsénico presentan una sintomatología similar a los adultos, con problemas respiratorios, cardiovasculares, dérmicos, digestivos y otros, dependiendo de su peso corporal. La piel es uno de los órganos más afectados por las intoxicaciones arsenicales crónicas, ubicándose las lesiones en las palmas de las manos y en las plantas de los pies, con ulceraciones, hiperqueratosis, hiperpigmentación con máculas blancas y prurito; y son precancerosas.

Aplicaciones no carenciales

En homeopatía, por ejemplo, el Arsenicum Album tiene aplicaciones sumamente interesantes para el tratamiento del asma, las alergias y las enfermedades circulatorias.

En forma de trióxido de arsénico se utiliza para el tratamiento de la leucemia promielocítica.

BISMUTO

Se estima que la corteza terrestre contiene cerca de 0,00002% de bismuto, existiendo como metal libre y en unión a otros minerales. Los principales depósitos están en Sudamérica, pero en Estados Unidos se obtiene principalmente como subproducto del refinado de los minerales de cobre y plomo.
El principal uso del bismuto está en la manufactura de aleaciones de bajo punto de fusión, que se emplean para rociadoras automáticas, soldaduras especiales, sellos de seguridad para cilindros de gas comprimido y en apagadores automáticos de calentadores de agua eléctricos y de gas. Algunas aleaciones de bismuto que se expanden al congelarse se utilizan en fundición y tipos metálicos. Otra aplicación importante es la manufactura de compuestos farmacéuticos.

Este oligoelemento fue ampliamente utilizado por la medicina química durante los años 60 a 70 mezclado con otros antibióticos, lo que dio lugar a numerosos casos de anemias graves, diarreas incontrolables por alteración de la flora intestinal y erupciones dérmicas. Se suprimió entonces de cualquier preparado farmacéutico sin tener en cuenta otras opiniones que avalaban su eficacia y que relataban su uso eficaz en numerosas afecciones. Como en otros tantos productos químicos el secreto estaba en la dosis y su toxicidad en la sobredosis.

Aplicaciones no carenciales

En medicina natural es un extraordinario aliado para combatir las enfermedades de garganta, especialmente la amigdalitis, llegando a solucionarlas sin necesidad de antibióticos. También ejerce un estupendo efecto como preventivo, ya que con el uso diario la amígdala recupera poco a poco su tamaño normal y se evita su extirpación. Se utiliza en solución homeopática diluido a la 4CH y puede ser empleado también en gastroenteritis.

BORO

El boro constituye el 0.001% en la corteza terrestre, pero nunca se ha encontrado libre, estando también presente en el agua de mar en unas cuantas partes por millón (ppm). Las primeras fuentes de compuestos de boro fueron el bórax y el ácido bórico, existiendo pequeñas cantidades en la mayoría de los suelos, siendo un constituyente esencial de varios silicatos tales como la turmalina y la datolita. La presencia de boro en cantidades muy pequeñas parece ser necesaria en casi todas las plantas, pero en grandes concentraciones es muy tóxico para la vegetación. En la naturaleza hay sólo un número limitado de localidades con concentraciones altas de boro o grandes depósitos de minerales; los más importantes parecen ser de origen volcánico.

Se emplea de forma importante en el campo de la energía nuclear en los detectores de partículas. Debido a su alta absorción de neutrones se utiliza como absorbente de control en los reactores nucleares y como material constituyente de los escudos contra neutrones. Sus compuestos se usan también en objetos de vidrio pyrex, fibra de vidrio, herramientas de corte, esmaltes para porcelana y retardantes de fuego. A nivel doméstico lo encontramos como suavizante de agua y agentes de limpieza.

Aplicaciones no carenciales

El ácido bórico es el antiséptico más usado en los lavados oculares y para el sudor excesivo de los pies. También se emplea en agricultura, evitando la atrofia de hojas y tejidos jóvenes, así como su deformación. En los frutales corrige y previene que se agriete la corteza, la gomosis y que se deformen los frutos. Entre los cultivos más receptivos al boro destacan la remolacha, la alfalfa, coliflor y viña, entre otros.

Como oligoelemento es útil en el proceso de la formación del hueso, por ello lo empleamos en los casos de osteoporosis en la menopausia; en los niños con trastornos del crecimiento, en los problemas de la consolidación de las fracturas y en algunos casos de artritis. Algunos atletas lo utilizan para aumentar su masa muscular.

La dosis es a la 4CH en tratamientos internos, y pulverizado o en escamas para usos externos.

CADMIO

El cadmio sólo existe como componente principal de un mineral, la greenockita (sulfuro de cadmio), que se encuentra muy raramente. Casi todo el cadmio industrial se obtiene como subproducto en el refinado de los minerales de cinc y para separarlo se utiliza la destilación fraccionada o la electrólisis.

Este metal pesado se encuentra habitualmente en el agua potable a causa de su gran solubilidad, pudiendo ser tóxico. Empleado en la fabricación de electrodos eléctricos (pilas), las emanaciones y polvo resultantes de su manipulación industrial son fácilmente absorbidos por el medio ambiente si no se pone especial cuidado en ello. Por ello el aire que respiramos suele contener cierta cantidad de cadmio, mucho más los fumadores, así como los envases de PVC. El exceso se deposita en el hígado y los riñones y dada la gran dificultad que existe para eliminarlo, es fácil que la persona enferme tarde o temprano. Un síntoma habitual de intoxicación es la osteoporosis.

Para averiguar los niveles de cadmio de una persona se analiza la saliva.

Como antagonistas se encuentran el cobre, hierro, calcio, proteínas (por quelación), vitamina D y Cinc.

COBALTO

Aunque su presencia fue detectada en 1855 por Forhschammer en unos análisis efectuados en la madera de la encina, tuvieron que pasar varios años hasta que se descubrió en 1930 su importancia como nutriente esencial para el ser humano. Anteriormente, el señor Bertrand confirmó su presencia en diversos análisis de laboratorio, aunque no evaluó con certeza su papel en la nutrición. Solamente durante una epidemia acaecida en Australia y que diezmaba sensiblemente el ganado lanar y vacuno, se descubrió su importancia al formar parte de la vitamina B-12. Sin el cobalto no podía elaborarse la vitamina y la anemia hacía estragos.

Funciones orgánicas

Sabemos que el ser humano no puede utilizar el cobalto presente de forma aislada en los alimentos para formar vitamina B-12, aunque le es imprescindible igualmente para una gran cantidad de funciones. Por ello en muchos de los estados de anemia debido a ésta vitamina, la administración de cobalto mejora la debilidad general, la somnolencia y los síndromes de fatiga crónica.

Mediante los alimentos llegamos a ingerir hasta 600 microgramos diarios y tal cantidad debe ser utilizada para diversos fines, aunque todavía hoy no tenemos muy definidos cuáles son. Afortunadamente los avances en el papel de los oligoelementos y su aplicación en la salud han aclarado significativamente sus funciones corporales, entre las cuales están:

- Formar las hormonas tiroideas.
- Regular el sistema nervioso simpático.
- Mantener la pared venosa en buen estado.

- Esencial en la formación de la vitamina B-12 y, por tanto, en la maduración de los hematíes.
- Mantener la vaina de mielina de los nervios en buen estado.
- Controlar la motilidad intestinal.
- Favorecer la síntesis de la creatinina muscular.
- Ayudar a la formación de los aminoácidos metionina y colina.
- Estimula la formación del ácido fólico y el DNA.
- Contribuye a la regulación de los niveles de azúcar en sangre

Procedencia

Se encuentra en abundancia en las hojas verdes, los cereales integrales, los frutos secos, las legumbres, la cáscara de arroz integral, las semillas de sésamo y la levadura de cerveza. También hay cantidades significativas en la espuma de la cerveza, las raíces de los ajos, cebolla, ginseng y eleuterococo, así como en el hígado, los pescados y algo en la leche.

Síntomas carenciales

Son identificables con la carencia de vitamina B-12, pero de una manera resumida podemos decir que hay debilidad, mala circulación venosa, espasmos digestivos frecuentes, irritabilidad nerviosa e hipotensión.
Las causas de esta carencia se deben principalmente a una falta del "factor intrínseco" que debe estar presente en el estómago y que es vital para la formación de la vitamina B-12.

Aplicaciones

Lo podemos emplear como nutriente en casos de dolores abdominales, espasmos de las arterias o venas, hipertensión arterial y en algunos casos de alergias y migrañas. En la debilidad general, anemia, somnolencia, debilidad en músculos y ligamentos, síndrome de fatiga crónica, bloqueos digestivos y aerofagia, hipo, disquinesias biliares, artritis de los miembros inferiores, enfermedad de Raynand, alteraciones cardíacas, taquicardia, síndrome anginoide y neuritis.

Contraindicaciones y efectos secundarios

No se han descrito
Dosis catalítica: 1,25 mg/día

COBRE

Su descubrimiento como nutriente presente en los alimentos data del año 1816 en el cual se demostró su presencia después de la combustión de numerosos vegetales. Estos datos fueron confirmados varios años después, nuevamente analizando las cenizas, pero dada la gran volatilidad a causa del calor, su importancia no fue evaluada. Tuvieron que pasar todavía muchos años, hasta el 1935, para que se descubriera su presencia en los animales y en el hombre, encontrándose concentraciones muy importantes en el hígado, músculos y el páncreas, con un peso total de casi 150 mg por adulto. Cantidades igualmente altas se halla en los crustáceos y moluscos, cuya sangre es de color azul precisamente por su alto contenido en cobre.

En el ser humano, la cantidad de cobre presente en la sangre está asociada a la ceruloplasmina, una alfa globulina y el resto, una pequeña fracción del total, está asociado a albúmina, a los hematíes y a la proteína transcupreína, todas ellas con cierta relación con el hierro. La concentración de cobre está aumentada durante el embarazo, lo mismo que durante el tratamiento con estrógenos, siendo el contenido normal de la dieta de 2 a 5 mg/día.

Su absorción se produce en el intestino delgado y se regulan las necesidades de manera automática, aunque una parte importante no puede ser metabolizada por encontrarse ligada a compuestos no absorbibles. La porción útil se une a la albúmina y de ahí pasa al hígado y la médula ósea, eliminándose el sobrante por orina y bilis, retornando parte de él a la sangre como ceruloplasmina y finalmente de nuevo al hígado.

Nos encontramos con uno de los oligoelementos más empleados. De hecho, decimos que el cobre le da color a la vida. Tiene utilidad en los casos de infertilidad, en el acné, en todas las alergias (asma, rinitis, sinusitis alérgica, dermatitis alérgica, etc.), en las gripas a repetición, en las enfermedades infecciosas a repetición, en el reumatismo y en el vitíligo. Debe anotarse que, como ya lo anotábamos, el zinc y el cobre pueden interactuar entre ellos por lo tanto deben darse las cantidades adecuadas para que no exista interferencia entre ellos.

Funciones corporales

• Interviene junto al hierro en la síntesis de la hemoglobina, siendo imprescindible para la absorción, metabolización y disponibilidad de este mineral.
• Interviene en el desarrollo y mantenimiento de los huesos.
• Imprescindible en la formación de la melanina a través de su acción en el metabolismo del aminoácido tirosina.
• Necesario para la coordinación muscular y la fuerza motriz.
• Interviene en el metabolismo de las proteínas y la producción del RNA.
• Protege a la vaina de mielina ayudando al metabolismo de los fosfolípidos.

- Estimula el crecimiento sano del cabello y su pigmentación.
- Es un potente antiinflamatorio y estimula la producción de corticoides orgánicos.
- Favorece la formación de anticuerpos y antitoxinas en sinergia con la vitamina C.
- Refuerza el sistema inmunitario a través de su acción sobre los leucocitos.
- Aumenta la resistencia de las articulaciones y el tejido cartilaginoso a las inflamaciones.
- Es co-factor de numerosas enzimas, entre ellas algunas que impiden la acción de los radicales libres, teniendo así una función antioxidante indirecta.
- Favorece la respiración celular.
- Incrementa la producción de hormonas suprarrenales y tiroideas.
- Controla el exceso de colesterol y evita la excesiva coagulación sanguínea.

Procedencia

Lo podemos encontrar en abundancia en los mariscos, levadura de cerveza, nueces, germen del trigo, cacao y malta. También en el pan integral, setas, cereales integrales, carne de vaca, perejil y judías, así como en los pescados, legumbres, frutos secos y hortalizas verdes.

Causas de su carencia

Suelen encontrarse deficiencias en los recién nacidos prematuramente si son alimentados con leche de vaca y cereales refinados. La gran cantidad de cinc que existe en la leche de vaca impide que se pueda absorber el cobre, incluida la pequeña cantidad que pueda existir en los cereales. Otra carencia muy común se debe a un problema hereditario denominado "síndrome de Menke" cuyo síntoma principal es un cabello de aspecto de estropajo, tieso y casi sin pigmento, el cual se da por una imposibilidad de metabolizar el cobre ingerido.

Los pacientes aquejados de artritis reumatoide tampoco pueden asimilar el cobre aunque tengan suficiente cantidad en sangre, lo mismo que las mujeres que toman anticonceptivos orales o los que reciben antibióticos del tipo de la penicilamina.

Otras carencias habituales se dan en el embarazo por aumento de las demandas y por interferencias con el cinc, el molibdeno y el flúor. La malnutrición, el esprúe, las diarreas y cualquier enfermedad de malabsorción, también provocarán carencias de cobre, lo mismo que el tomar suplementos líquidos de proteínas, ingerir cereales refinados o padecer cáncer.

Síntomas carenciales

Hay anemia ferropénica que no responde al hierro y es difícil de diferenciar.
Cabello ensortijado y en puntas duras, como de acero.
Alteraciones óseas similares al escorbuto.
Lesiones en las arterias y en la pared venosa que se vuelve frágil y visible exteriormente.
Cifras altas de colesterol que no responden a la dieta.
Afecciones cardiacas.
Pérdida del sentido del gusto.
Diarreas graves en los bebés.
Retraso en el crecimiento.
Pobre resistencia a las infecciones, especialmente víricas.
Falta de pigmentación de pelo y piel.
Mala síntesis de las proteínas.
Afecciones del sistema nervioso, especialmente degenerativas.
Edemas.
Lenta cicatrización de las heridas.

Afecciones hepáticas e intoxicaciones frecuentes.

Aplicaciones

Esterilidad: La LHRH (Luteizing Hormone Relising Hormone) que se produce en el hipotálamo es indispensable para la fertilidad y la concepción, pero no se libera en cantidades adecuadas cuando hay deficiencia de cobre. Otras aplicaciones son la anemia por deficiencia de cobre, acné, trastornos de la pigmentación, diabetes, enfermedades cardiovasculares, artritis, trastornos de la asimilación por diarrea prolongada, cambios esqueléticos (como el escorbuto), médula ósea empobrecida, enfisema pulmonar, manifestaciones infecciosas e inflamatorias crónicas, tratamiento preventivo del resfriado, tratamiento de la gripe, anginas, neumopatías, pleurosis y pleuritis, tuberculosis, albuminuria. Es protector de la mucosa gástrica, mejorando los trastornos hepáticos, el reumatismo y el vitíligo.

El zinc y el cobre están estrechamente relacionados, por lo que ambos pueden darse conjuntamente en la terapia de metales, no existiendo interferencia de ellos en la mezcla. Lo que se ha observado es que cuando uno de ellos está elevado (fuera del rango normal) el otro elemento está disminuido. Se cree que el zinc estimula la reproducción celular, mientras que el cobre la modula y controla, debiendo existir una correcta correlación entre ambos elementos.

Aplicaciones no carenciales

En presencia de gripe si se administra prematuramente se corta la enfermedad en 48 horas.

Alta velocidad de sedimentación.

Infecciones en general o baja resistencia. También como preventivo en los meses invernales.

Procesos reumáticos inflamatorios.

Enfermedades de los cartílagos o tendones.

Dado que se absorbe a través de la piel sudada, es útil utilizar pulseras de cobre para combatir enfermedades reumáticas crónicas.

Calvicie prematura, canas.

Vitíligo, psoriasis y piel pálida.

Disfunciones glandulares del tiroides y suprarrenales.

Infecciones de cualquier tipo. Permite acortar la enfermedad y reducir la dosis de antibióticos.

Leucemia y estados cancerosos.

Osteoporosis, artrosis cervical.

Quemaduras y úlceras por decúbito.

Intoxicación por cobre

El hecho de que las cañerías del agua estén construidas a partir de cobre (peor es aún que sean de plomo), puede implicar a la larga cierta intoxicación por cobre si están estropeadas. De igual manera, las enfermedades profesionales por cobre no son raras en trabajadores del metal o fábricas de pintura. No obstante y solamente con tomar suplementos de vitamina C o cinc, se pueden evitar las acumulaciones excesivas de este mineral en riñón, hígado y cerebro.

La intoxicación aguda por ingerir más de 15 mg se manifiesta con náuseas, vómitos, dolor abdominal, diarreas y alteraciones mentales que pueden llegar hasta la muerte. La causa es una anemia hemolítica grave, acidosis metabólica y pancreatitis necrosante. El tratamiento incluye lavado gástrico y dosis altas de penicilamina.

Los casos crónicos, más difíciles de detectar, incluyen siempre una anemia hemolítica que no responde a los tratamientos normales y hepatitis crónica con cirrosis y edemas. Aunque un análisis de sangre puede indicar niveles bajos de cobre, la causa está en que se acumula en otras zonas corporales, entre ellas el cristalino y el hígado. Hay también temblores, rigidez de los músculos esqueléticos y alteraciones de la personalidad, además de disfunción renal. El tratamiento es exclusivamente médico, ya que una dieta pobre en cobre no resuelve la enfermedad. El empleo de suplementos de cinc está siendo investigado satisfactoriamente por su efecto antagonista del cobre y se recomienda muy especialmente no utilizar ningún utensilio culinario que contenga cobre, ni siquiera en la pintura.

Dosis catalítica: 15 mg/día

CROMO

Las primeras investigaciones sobre el cromo y su papel en la alimentación humana datan de 1910, aunque su papel como oligoelemento esencial se determinó en 1943 al analizar su contenido en los vegetales, especialmente en los berros y las algas.
Su presencia en sangre es mínima, apenas 10 mg en total, y es por ello que los investigadores tardaron tantos años en encontrarle alguna utilidad como elemento esencial para la vida. Además, se absorbe muy mal, quizá un 25% del total presente en los alimentos pero, aun así, juega un papel esencial en numerosas funciones orgánicas. El problema surge por dos causas: una, la baja absorción que ya mencionamos, y dos, que es muy fácil eliminarlo por orina, por lo que las carencias son habituales.
Una vez ingerido se acumula en el bazo, el hígado, los riñones, los testículos, el corazón, los pulmones, el cerebro y el páncreas, así como en el RNA.

Funciones corporales

Hay un dato sobre el cromo muy significativo: la cantidad presente en el organismo decrece con la edad y en esa época comienzan las enfermedades degenerativas. Por ello, las funciones del cromo estarán siempre ligadas a órganos que influyen en el envejecimiento.

Es un regulador de la cantidad de lípidos en sangre, actuando como coenzima en el metabolismo de las grasas, favoreciendo el paso de éstas a través de la pared vascular e impidiendo la formación de ateromas.

Favorece la utilización de las grasas como materia energética.

Su papel como co-enzima es esencial en el metabolismo de la glucosa, movilizando sus reservas cuando las cantidades de azúcar sobrepasan los niveles óptimos.

Es un factor esencial en la producción de energía.

Forma parte del denominado Factor de Tolerancia a la Glucosa, un elemento rico en cromo que promueve la adecuada utilización de la glucosa orgánica.

Colabora en las funciones de la insulina y facilita el transporte de la glucosa al interior de las células, estimulando la conversión de glucosa en glucógeno hepático.

Regula el metabolismo de todas las grasas, incluido los triglicéridos, las lipoproteínas de alta densidad y el colesterol.

Estimula el transporte de los aminoácidos y favorece, por tanto, el crecimiento de los niños.

Mejora la resistencia inespecífica contra las enfermedades y ayuda al buen funcionamiento de las funciones cerebrales.

Controla el exceso de peso al actuar sobre el centro del apetito.

Procedencia

Se encuentra en grandes cantidades en aquellos elementos naturales utilizados para el tratamiento de la diabetes, por lo que muchos autores creen que el secreto está precisamente en el contenido en cromo y no en la planta en sí. De ser cierto, que no lo es, bastaría con administrar cromo aisladamente para solucionar la enfermedad.

La mayor concentración la encontramos en la bardana, el diente de león, las semillas del cardo mariano, la travalera, la centaura menor y los altramuces, todas ellas como ya hemos dicho de gran eficacia en la diabetes. También aparece en otras plantas de reconocida acción rejuvenecedora como son el ginseng, el eleuterococo, las algas (laminarias y fucus), el limón, el pomelo y la alfalfa. Finalmente, existe en gran cantidad en el eucalipto, las hojas de olivo y los berros, siendo este último el más rico en cromo de todo el reino vegetal

¿Existe carencia de cromo en el ser humano?

Aunque difícil de descubrir, el consumo de hidratos de carbono refinados, lo mismo que el azúcar blanco, provocan el agotamiento rápido de las reservas de cromo, además del hecho añadido de que estos alimentos tan blanqueados ya no contienen cromo. Otros factores que pueden provocar carencias son los regímenes de adelgazamiento, el embarazo, el alcoholismo y la alimentación hospitalaria.

Síntomas carenciales

Aunque difícil de demostrar, nos podemos encontrar con pérdida de peso y energía, neuropatía periférica e intolerancia a la glucosa. En carencias crónicas aparece diabetes, arteriosclerosis y elevación de la tasa de triglicéridos y colesterol en sangre.

Aplicaciones

Envejecimiento prematuro, diabetes, hiper e hipoglicemia, embarazo múltiple, mala nutrición proteica.
Favorece el metabolismo muscular, siendo usado por deportistas que desean reducir su grasa y aumentar masa muscular.
Reduce la grasa corporal por estimulación de su metabolismo.
Favorece la cicatrización de los tejidos.
Protección contra enfermedades cardiovasculares.

Es llamado el oligoelemento contra la obesidad y el estimulante de la longevidad, pudiendo emplearse en los estados de envejecimiento prematuro.

Contraindicaciones y efectos secundarios

No se han descrito

Aplicaciones no carenciales

Lo podemos emplear con cierta eficacia en:
Diabetes.
Obesidad y celulitis.
Arteriosclerosis y problemas circulatorios en general.
Mal aprovechamiento de los aminoácidos.
Trombosis y formación de placas de ateroma.
Alteraciones nerviosas y del carácter como nerviosismo, irritabilidad, confusión, mala memoria.
Depresión.
Catarata incipiente.
Poca producción de esperma.
Para mejorar la síntesis de las proteínas.
Envejecimiento prematuro.
Disfunciones hepáticas y pancreáticas crónicas.

ESTAÑO

Se funde a baja temperatura con gran fluidez y posee un punto de ebullición alto, además de ser suave, flexible y resistente a la corrosión en muchos medios. Una aplicación importante es el recubrimiento de envases de acero para conservar alimentos y bebidas, además de ser adecuado como aleación para soldar. Los productos químicos de estaño, tanto inorgánicos como orgánicos, se utilizan mucho en las industrias de galvanoplastia, cerámica y plásticos, y en la agricultura.

El estaño metálico no es muy tóxico debido a que es pobremente absorbido en el tracto gastrointestinal, pero respirar vapores del metal derretido puede afectar los pulmones. Las latas de conservas una vez abiertas y en contacto con el aire son una fuente muy alta de estaño y por tanto peligrosa.

Pero además de sus aplicaciones industriales también se le considera un nutriente más en la dieta, aunque por ahora las experiencias se han limitado a los animales de laboratorio. Tampoco se le conocen carencias de este mineral en el hombre, posiblemente porque se encuentra presente en numerosos utensilios de cocina, sospechándose que pasa ya suficiente cantidad de él a nuestros alimentos, estimándose por este motivo una ingestión diaria de al menos 2 mg.

Hasta hoy y a pesar de que se le reconoce su papel como oligoelemento, no se le han encontrado anomalías debidas a su carencia.

ESTRONCIO

El estroncio se encuentra ampliamente distribuido en la naturaleza, tanto en los terrenos de cultivo como en el agua de beber. Más conocido como estroncio 90 y profundamente ligado a la fabricación de bombas nucleares, este mineral es también un componente habitual en nuestro organismo y dieta. Su metabolismo es similar al del calcio y forma igualmente parte de los huesos, encontrándose también presente en todos aquellos alimentos que son ricos en calcio, en las verduras y las hortalizas.

Aunque sus funciones orgánicas no están claras, ni se han establecido niveles recomendados de consumo de estroncio, ya que no se considera esencial para el hombre, algunos estudios en humanos sugieren que 600–1,700 mg al día de estroncio, tomado como suplemento en forma de sales de estroncio, puede aumentar la masa ósea de la columna en personas con osteoporosis. Estas cantidades son muy superiores a las que se obtienen en una dieta normal (aproximadamente 2–2.5 mg al día).

GERMANIO

Aunque su estudio y aplicación en la alimentación humana no fueron establecidos hasta el año 1980 por el doctor Kazuhiko Asai de la universidad de Tokio, era ya empleado por sus excelentes propiedades como semiconductor eléctrico en electrónica de precisión. Con anterioridad a ello solamente se sabía de su presencia en los restos de carbón procedente de plantas quemadas, así como que era un elemento traza en plantas medicinales del prestigio del ginseng, eleuterococo, borraja y la angélica, e incluso que se encontraba en abundancia en las cebollas, ajos y la exótica Aloe vera.

Con un peso atómico de 32 y una densidad de 5,36, el germanio 132 (nombre que se dio a una variedad hidrosoluble procedente de los alimentos) no parecía un elemento esencial en la dieta humana, ya que en las plantas apenas se encontraba en una concentración de 20 partes por millón. En esa proporción, además, era imposible extraerlo para poder emplearlo en dietética.

Lo que sí se averiguó enseguida era que las plantas que tenían germanio en cantidades significativas tenían una gran reputación como rejuvenecedoras y, lo que es más importante, como agentes antimicrobianos, pues en ocasiones eran más potentes que los antibióticos normales. Después se demostró que una planta que creciera en un terreno abonado con germanio tenía un mejor crecimiento y una mayor resistencia contra las plagas y parásitos, así como contra los fenómenos climáticos adversos. Las tierras enriquecidas con germanio, además, multiplicaban por diez las cosechas y su crecimiento era también más rápido. Pero aunque estas buenas propiedades fueron avaladas por numerosos científicos, su papel en la alimentación humana no fue considerado, especialmente porque era tóxico.

Afortunadamente, el hallazgo por el Dr. Asai de una variedad muy soluble, con un pH cercano al del cuerpo humano y muy estable, consiguió que se pudiera experimentar con facilidad. Esta forma "natural" del germanio se absorbe bastante bien a nivel del intestino delgado y se concentra en sangre apenas en tres horas, consiguiendo una ligazón a las proteínas plasmáticas durante 72 horas, lo que asegura su biodisponibilidad. Un nutriente, por ejemplo, que se absorba rápido y no se ligue a las proteínas plasmáticas, es posible que se elimine también con gran rapidez, antes de que pueda ser metabolizado. Otra ventaja es que no se almacena en ninguna parte orgánica y es excretado finalmente a través de la orina y la bilis, por lo que no es posible toxicidad alguna, al menos para el tipo de germanio comercializado.

Fuentes naturales

Brotes de bambú, alfalfa y soja.
Algas laminarias y fucus.
Arroz integral.
Trigo sarraceno.
Hígado de bacalao.
Hojas verdes de los rábanos.
Raíces de angélica, ginseng, eleuterococo, diente de león y amapola.
Hortalizas.
Cereales integrales.
Bulbos del ajo y la cebolla.

Funciones orgánicas

Aunque no se puede considerar un nutriente esencial en la alimentación humana y no se le conocen enfermedades carenciales, el uso como complemento a la dieta aporta muchas ventajas, teniendo en cuenta sus efectos fisiológicos.

- Incrementa la resistencia a las infecciones por lo menos un 200%, quizá por su efecto sobre los linfocitos de la serie T y B. También sabemos que potencia la capacidad devoradora de los macrófagos, incrementa la producción del interferón orgánico y estimula la producción de anticuerpos inespecíficos.
- Mejora la utilización del oxígeno celular, permitiendo una mejor captación a través de los hematíes, al mismo tiempo que ejerce como antioxidante.
- Activa la secreción de las endorfinas y es un potente analgésico, especialmente en procesos dolorosos cancerosos. Este efecto permite asociarlo a la morfina y disminuir así la dosis.
- Disminuye la mortandad en los procesos tumorales y prolonga la supervivencia en los casos irreversibles.
- Tiene un buen efecto antidegenerativo.
- Estimula la formación de hematíes y favorece la producción de hemoglobina.
- Mejora la oxigenación celular.
- Ejerce un marcado efecto antidepresivo y antiestrés.
- Normaliza las tasas altas de colesterol.
- Regula el sistema nervioso y la tensión arterial.
- Mejora la captación del oxígeno a nivel cardíaco, especialmente en situaciones deficitarias.
- Mejora la oxigenación en los procesos ulcerosos por decúbito.
- Alivia la insuficiencia respiratoria en el asma.
- Estabiliza la diabetes.
- Es un buen analgésico en los procesos reumáticos.

Aplicaciones

Es útil en el envejecimiento prematuro, los estados de desvitalización general, el síndrome de fatiga crónica y la impotencia. Se recomienda como terapia de fondo en casos de cáncer, SIDA, virus de Epstein-Barr, síndrome de fatiga crónica, úlceras y problemas metabólicos en general.

Aplicaciones no carenciales

Aunque sus efectos no son inmediatos, se puede utilizar en solitario o unido a los tratamientos naturales habituales en:

Estados dolorosos en los procesos tumorales, aunque hay que emplear dosis altas.
Reumatismo articular, artritis y artrosis degenerativa.
Artritis reumatoide.
Envejecimiento por exceso de radicales libres.
Carencia de oxígeno en procesos pulmonares crónicos y asmáticos.
Diabetes, para potenciar el efecto de la insulina o poder disminuir la dosis.
Isquemias, angina de pecho y recuperación del infarto.
Dolores de cualquier tipo.
Infecciones por virus.
Preventivo de la metástasis tumoral.
Insuficiencia venosa, úlceras varicosas, sabañones y principio de gangrena.
Herpes.
Pocas defensas orgánicas o infecciones graves.
Depresiones, angustias.

Efectos secundarios

Dado que su eliminación ocurre a través del riñón, debe tenerse especial cuidado en las personas que tienen alterada la función de éste órgano, aunque este efecto no se ha encontrado con los preparados dietéticos habituales.

LITIO

Es uno de los oligoelementos que se consideran no esenciales para la nutrición, aunque tiene propiedades terapéuticas muy interesantes. Descubierto en 1863 en algunos vegetales, se pensó que constituía una rareza sin importancia hasta que análisis posteriores fueron capaces de detectarlo en más de 1.400 especies. También se detectó su presencia en el agua de manantial y en ciertas rocas marinas, encontrándose finalmente en los tejidos animales y humanos, principalmente en el cerebro, la médula espinal, las glándulas suprarrenales y el hígado.

Funciones orgánicas

• Actúa en la hidratación celular permitiendo que el sodio salga de la célula sin afectar al potasio.
• Es decisivo en la función de los neurotransmisores.
• Mantiene la membrana celular en buen estado.
• Regula las tasas de catecolamina de la acetilcolina, del ácido glutámico y el ácido gamma aminobutírico (GABA).
• Colabora en la síntesis del ATP (Adenosín trifosfato).
• Facilita la eliminación renal de la urea.
• Controla la excitación nerviosa del corazón.

Procedencia natural

Lo encontramos con facilidad en:

Agua de manantial.
La dolomita.
En el riñón, cerebro e hígado de mamíferos.
En los germinados de soja y alfalfa.
Las leguminosas y cereales integrales.
Los tomates, pimientos, patatas y nabos.
El romero, tomillo, berros y achicoria.

Aplicaciones terapéuticas

Las primeras aplicaciones con el litio fueron como consecuencia de encontrar una gran eliminación de sodio y fuertes retenciones de litio en los pacientes afectados por depresiones maniacas depresivas. El problema es que la dosis terapéutica recomendada, entre 600 a 1,500 mg/día, suele ser tóxica a largo plazo, especialmente si hay algún tipo de retención renal. El tratamiento natural, el cual emplea comprimidos de levadura con litio que contienen 0,8 mg o el catalítico a la 4CH, lo hace prácticamente atóxico, aunque conserva la mayoría de sus propiedades curativas.

Se aplica en el síndrome de mala absorción, desórdenes maníaco-depresivos, como protección contra la arterioesclerosis, envejecimiento, reducción de la fertilidad, hiperansiedad, hiperemotividad, tendencias depresivas reincidentes, disminución de las capacidades intelectuales, insomnio de origen ansioso, irritabilidad, agresividad, urticaria, migraña, diabetes, hiperuricemia, leucopenia.

Se puede emplear también en:

Manías depresivas.
Cambios de humor bipolares.
Alcoholismo crónico.
Depresión agitada.
Ideas de suicido.
Debilidad física.
Melancolía
Tratamiento complementario con psicofármacos.
Tratamiento de las alteraciones emocionales producidas por corticoides.
Psicosis.
Trastornos del humor con irritabilidad, ansiedad, agitación y angustia.
Hipocondría.

Disminución de la creatividad y de las facultades mentales.
Fobias.
Como complemento de la terapia con fármacos en la epilepsia, parálisis periódica y parkinsonismo.
Alteraciones del sueño.
Dolores de cabeza por tensión nerviosa.
Hipertiroidismo.
Agresividad.

Consideraciones importantes en el tratamiento con litio

Aunque con el empleo de las sales de litio naturales anteriormente citadas no se dan casos de intoxicación, se mencionan a continuación las recomendaciones que existen para la aplicación del litio en la clínica médica habitual.

El litio administrado como sal carbonada se absorbe muy rápidamente y alcanza la máxima concentración en apenas una hora, sin sufrir ninguna modificación metabólica, llegando a excretarse hasta el 95% por vía renal. No obstante, esta eliminación puede quedar interrumpida si se administran diuréticos y aumenta la excreción de sodio. La eliminación total se realiza en 24 horas, aunque se prolonga sensiblemente con la edad y las enfermedades renales. La estabilización de la enfermedad emocional se puede lograr después de un tratamiento de seis días, lo que excluye ya la tendencia al suicidio como enfermedad a tratar, salvo que simultáneamente se impongan otras terapias de acción rápida. Para evitar efectos secundarios hay que dar la dosis repartida tres o cuatro veces al día, en presencia de alimentos para una absorción lenta, aunque llegada la mejoría puede bastar una dosis única por las noches.

El litio es un antidepresivo que no provoca sedación ni alteraciones cognoscitivas, por lo que pueden conducirse vehículos o realizar las actividades normales durante su tratamiento. Las mujeres embarazadas, por supuesto, no deben tomar suplementos de litio y sería conveniente incluso que aquellas que deseen tener hijos suspendieran el tratamiento con litio unos meses antes, ya que puede haber riesgo de anomalías cardiovasculares durante el primer trimestre. Si ello no es posible por la gravedad de la enfermedad o porque el riesgo es mayor con otras terapias, se suspenderá de cualquier manera las dosis de litio 2 semanas antes del parto y no se tomará durante la lactancia, ya que es posible que pase a la leche.

Efectos secundarios

Los más frecuentes consisten en náuseas, diarreas, exceso de orina con dolor y quizá aumento de peso, aunque son transitorios y se pueden evitar simplemente ajustando la dosis.
Los casos leves incluyen leucocitosis, aumento del acné, hipotiroidismo, psoriasis y diabetes insípida por alteración renal. También pueden darse temblores suaves e irritación gástrica.
Los casos de intoxicación más graves incluyen temblores, aumento de los reflejos tendinosos, dolores de cabeza, vómitos y confusión mental. Después pueden darse estupor, convulsiones, arritmias y trastornos cardíacos con anemia aplástica.

MANGANESO

En 1774 el investigador Schule descubrió el manganeso en la ceniza de algunos vegetales, siendo Gabriel Bertrand quien investigó posteriormente su papel en la activación de lactasa y su presencia en la sangre, los huesos, el hígado, los riñones, el páncreas, la epífisis y la retina. También se encuentra manganeso en el pigmento de los mariscos y en los cabellos, uñas y huesos de los animales.
Un adulto sano tiene aproximadamente unos 20 mg de manganeso corporal; sin embargo, su acción no está influida

por la cantidad sino simplemente por su presencia, aunque sea a muy bajas dosis. Esto explica que no se conozcan deficiencias en manganeso en el hombre a pesar de que apenas si absorbemos el 5% del total ingerido. Su absorción puede quedar bloqueada por el hierro, el calcio o el fósforo, eliminándose el exceso por heces en una cantidad aproximada de 4 mg/día.

Funciones orgánicas

No es un elemento nutriente como los demás minerales, sino que lo podemos considerar como un catalizador, algo que debe estar presente para que se realicen funciones vitales, radicando su importancia en que es capaz de actuar así en docenas de funciones.

Aunque los estudios sobre este mineral no han hecho nada más que empezar, sabemos que influye en la formación del niño durante el embarazo e incluso que es decisivo para que se realicen las contracciones uterinas que avisan de la inminencia del parto. También y por motivos que se desconocen, aseguran un parto poco doloroso y sin complicaciones.

Reduce la predisposición mórbida a padecer enfermedades alérgicas y artríticas, y cuando la enfermedad está ya declarada acorta el proceso.

Participa en la formación de los ácidos nucleicos.

Es necesario para el buen rendimiento del sistema nervioso a través de su acción sobre la colina.

Interviene en el metabolismo de las vitaminas C, H, B-1 y E.

Participa en la formación de la hemoglobina.

Es uno de los elementos esenciales en el ciclo de Kreps, interviniendo, por tanto, en la producción de la energía.

Interviene en la producción hormonal, especialmente las hormonas tiroideas, sexuales y pancreáticas.

Funciona como catalizador en el control del colesterol y la producción de glucógeno hepático.

Ayuda al crecimiento infantil a través de su acción sobre la síntesis de las proteínas.
Mejora la respuesta del organismo ante las enfermedades infecciosas y estimula la formación de anticuerpos e interferón endógeno.
Favorece la regeneración del sistema articular, óseo y cartilaginoso.

Procedencia

Una de las mejores fuentes es el té inglés, ya que una taza suministra nada menos que 1 mg. También lo encontramos en frutos secos como las almendras y las nueces, los cereales integrales (blanqueados pierden hasta el 90% del manganesio), las hortalizas y las espinacas. Las especias contienen grandes cantidades. También hay manganeso en las harinas de los huesos, la carne y vísceras de los mamíferos y la leche. En la col, berros, dátiles, escarola, espárragos, lechuga, manzana, naranja, pera, polen, remolacha y zanahorias.

Aplicaciones

Anemia ferrocítica o hipocrómica, diabetes, fatiga, falta de coordinación muscular, obesidad, nerviosismo, arteriosclerosis, epilepsia en niños, miastenia grave, varias formas de ataxia y esquizofrenia. El manganeso tiene un importante rol como antioxidante, protege al cuerpo del déficit en oxígeno, regula el tiroides, mejora las anemias, la dismenorrea, la gota los dolores articulares y los eczemas. Posee un papel decisivo en la resolución de alergias alimenticias, rinitis alérgica, disfunción prostática, irritabilidad de carácter, fatiga, asma, variaciones de tensión acompañada de cefaleas y problemas visuales y vértigos, miocarditis seniles, úlceras gastroduodenales, cólicos por insuficiencia hepática, enfermedades del hígado y vesícula biliar, litiasis úrica, falta de memoria, jaquecas acompañadas de trastornos digestivos y oculares, dolores articulares tipo artrítico, astenia matinal.

Es uno de los oligoelementos que protege al cuerpo por su efecto antioxidante, por ello lo podemos utilizar en los episodios de infecciones gripales repetidos, en los trastornos de la memoria, y junto al cobre en los niños con enfermedades respiratorias de repetición.

Aplicaciones no carenciales

Es uno de los minerales que más aplicaciones terapéuticas tienen, cualidad especialmente curiosa teniendo en cuenta que no se conocen carencias de él, salvo una persona cuya deficiencia era tan absoluta que le produjo pérdida del peso, canicie, dermatitis, náuseas y bajo nivel de colesterol.

Estas son las aplicaciones más recomendadas:

- Artritis y artrosis, reumatismos.
- Alergias en general, especialmente de vías respiratorias, incluidas las de tipo asmático.
- Jaquecas espasmódicas vasculares o de origen hepático.
- Urticarias, eczemas, picores y alergias cutáneas.
- Taquicardias, alteraciones de la tensión arterial (descompensada, variable).
- Aumento en la velocidad de sedimentación globular.
- Intolerancias digestivas de origen hepático.
- Hipertiroidismo.
- Dismenorreas, metrorragias, dificultades preparto.
- Mal drenaje de los productos catabólicos.
- Exceso de colesterol.
- Alteraciones del comportamiento con irritabilidad y ansiedad.
- Náuseas y vómitos inespecíficos.

- Ataxias, distrofias musculares, falta de energía.
- Zumbidos de oído, otosclerosis, hipoacusias.
- Ceguera.
- Esclerosis múltiple.
- Comportamiento inquieto, esquizofrenia leve.
- Epilepsia infantil.
- Altos niveles de cobre.
- Enfermedades cardiacas.
- Acetonemia infantil.
- Colitis por ansiedad.
- Ulcera gastroduodenal por nerviosismo.
- Cistitis infecciosa.
- Preventivo de la prostatitis.
- Litiasis renal.
- Tuberculosis renal evolutiva.
- Parotiditis con espasmofilia.
- Ciática.
- Falta de memoria en adultos.
- Degeneración grasa del hígado.

Exceso

Al igual que ya mencionamos en otros minerales, el uso de suplementos dietéticos no puede implicar exceso de manganeso, aunque siempre pueden existir respuestas individuales que hay que tener en cuenta.
Se conocen algunos excesos que producen mala absorción del hierro, el calcio y el fósforo y alteraciones en la síntesis de la hemoglobina.

MERCURIO

El mercurio se encuentra habitualmente en el medio ambiente en una gran variedad de formas y al igual que el plomo y el cadmio, es un metal pesado constitutivo de la tierra. En forma de metilmercurio ha sido perseguido duramente por los ecologistas, ya que es uno de los contaminantes marinos más intensos que existen, almacenándose en el hígado de los pescados azules. También suele estar presente en los abonos fungicidas de los cereales, y hasta en el agua potable.

La intoxicación leve, la más frecuente, se manifiesta por gastroenteritis, aumento de la saliva, vómitos, gingivitis y alteraciones del carácter. Si la contaminación es en la piel quizá baste con un lavado con agua y jabón. Internamente se emplearán aminoácidos para provocar una quelación del mineral y así poderse eliminar.

En homeopatía tiene efectos muy beneficiosos como Mercurius solubilis o corrosivus en diluciones superiores a la 5CH para el tratamiento de infecciones de boca, garganta o ganglios linfáticos.

MOLIBDENO

Descubierto en 1911 y confirmada su presencia en ciertas crucíferas y leguminosas en 1942, posteriormente se encontró también en los moluscos y el hígado de peces, así como en la corteza terrestre en forma de Wolfenita y Molibdenita.

Las necesidades diarias se consideran que deben ser de 1 a 2 mg/día y la dosis tóxica de 15 mg/día, estimándose que se absorbe algo más del 50% del ingerido. Las reservas, de unos 9 mg, se concentran principalmente en los huesos y los riñones.

Funciones orgánicas

Está presente en diversos sistemas enzimáticos, entre ellos la xantina oxidasa, cuya función para el metabolismo del hierro es esencial, mientras que ejerce cierto antagonismo en la asimilación del cobre. Como catalizador o coenzima de la nitrato reductasa descompone ciertas proteínas en ácido úrico, al mismo tiempo que es indispensable para la fijación y utilización del nitrógeno. También actúa en el buen funcionamiento hepático y regula la oxidación de las grasas.

Procedencia

Clara de huevo.
Peces, especialmente las sardinas, los boquerones, la caballa, el bonito y la mayoría de los pescados azules, estando muy concentrado en el hígado.
Las legumbres comunes cosechadas en suelos alcalinos.
Las coles y sus derivados, como por ejemplo el repollo y el brécol.
Las algas marinas.
Los mariscos y moluscos.

Aplicaciones terapéuticas

Lo utilizamos con mucha frecuencia en los casos de gota o exceso de ácido úrico en sangre, en las caries dentales (como preventivo), en la fatiga crónica y en la pérdida de peso, siendo de gran utilidad en los casos de impotencia sexual. Es un buen antioxidante.
Se empleará también en:
Las enfermedades hepáticas, esencialmente en el hígado graso y las hepatitis tóxicas.
En la impotencia sexual.
Trastornos emocionales como irritabilidad e insomnio.
Astenia y fatiga.
Enfermedades infecciosas en general, incluidas las víricas y como protección contra el cáncer.
Intoxicación por cobre.
Retraso en el crecimiento infantil, caries y anemia.
Alteraciones digestivas de origen hepático.
Exceso de cobre y ácido úrico.
Artritis, alcoholismo, problemas de asimilación de nutrientes y para movilizar el hierro en casos de exceso.

Dosis catalítica: 1,5 mg/día

NÍQUEL

Este mineral, presente en la naturaleza como calcopirita, garnierita y nicolita, fue descubierto en los años 50 como un nutriente esencial en animales, vegetales y ser humano, y eso que se le consideraba antes como un elemento traza, apenas presente en el hombre. Lo que motivó su estudio posterior fue el descubrir que, aunque en cantidades ínfimas, estaba distribuido por todos los tejidos orgánicos, especialmente en los huesos, aunque no parece que tenga una relación directa con su crecimiento o metabolismo.

Procedencia

Se encuentra en estado natural en los ajos, las cebollas, las algas marinas y de agua dulce, el apio, los berros, los champiñones, las espinacas, las habas, las judías verdes, el maíz, la patata, los tomates, las peras, las uvas, las ciruelas y la col. También en plantas medicinales como el tomillo, el romero, las hojas de olivo y las raíces de diente de león y bardana. Los caracoles terrestres son una fuente interesante de níquel, lo mismo que las lapas de mar.

Funciones orgánicas

Como catalizador parece ser que interviene de alguna manera en el funcionamiento cardiaco y la regulación de la tensión arterial. El hígado también es muy sensible a la carencia de níquel. Otros estudios hablan de cierta influencia en el metabolismo de la grasas, en la regulación del apetito y en potenciar la acción de la insulina. Sus efectos sobre las glándulas endocrinas y en los mecanismos de adaptación están siendo avalados por numerosos especialistas en nutrientes, aunque posiblemente no puede trabajar aislado y necesita ir unido a otros oligoelementos, como el cinc y el cobalto, o a la vitamina E. Actúa también en sinergia con el hierro y el manganeso.

Es un regulador del metabolismo del páncreas, por ello es de gran utilidad en las personas que tienen diabetes, hipoglucemias, y trastornos digestivos. Interviene en la formación del glucógeno hepático.

Aplicaciones

Cirrosis hepática, osteoporosis, defectos en el crecimiento, fracturas, insuficiencia renal, intoxicación por mercurio (aplicarlo junto con selenio), alteraciones de la digestión de las grasas, estreñimiento.

Aplicaciones no carenciales

Se puede emplear en todos los síndromes de desadaptación, el envejecimiento prematuro y el estrés.

En las enfermedades infecciosas, convalecencias y estados de agotamiento. Para mejorar la cicatrización de las heridas. Anemias.

En unión a otros oligoelementos en:

Regulación del apetito de media mañana.
Cifras altas de colesterol.
Hepatopatías.
Insuficiencia renal.
Síndrome de malabsorción.
Regulación de la hipófisis.
Trastornos digestivos, digestiones lentas o mala digestión de las grasas.
Estreñimiento.
Diabetes compensada.
Acetonemia infantil.

La dosis terapéutica recomendada es de 100 mcg/día.

Toxicidad

Las dosis tóxicas se dan con cierta frecuencia en personas que manejan utensilios a partir de cinc, bien sea en pulseras o joyas (se absorbe cuando los poros están dilatados por el sudor) y en los cacharros de cocina que tienen aleaciones con níquel, el cual es liberado por el calor y el fregado continuado. Las margarinas también contienen dosis significativas de níquel, ya que se emplea para hidrogenarlas o endurecerlas. El humo del tabaco, sin embargo, es el mayor causante del exceso de níquel en las personas, ya que además se incrusta en los pulmones y termina siendo un cancerígeno importante.

Dosis catalítica: 1,5 mg/día

ORO

Uno de los oligoelementos más utilizados en las terapias de rejuvenecimiento, normalmente unido al cobre y la plata. En solitario es empleado en la artritis reumatoide y proporciona una reducción de la inflamación sin efecto analgésico, evitando la formación de nuevas lesiones. Se administra como tioglucosa de oro por vía intramuscular en dosis de 10 a 50 mg. La sobredosis se manifiesta con prurito, dermatitis, albuminuria, diarreas y anemia. Existe una forma oral, menos eficaz pero con menos efectos secundarios a base de auranofin en dosis de 6 mg.

En medicina natural se emplean las dosis catalíticas con las cuales no aparecen efectos secundarios ni riesgo de sobredosis. Esta modalidad es muy útil para casos de rejuvenecimiento, mejorar la actividad celular en general, trastornos circulatorios, fatiga y como estimulante inespecífico de las defensas. También es adecuado para evitar que las enfermedades se hagan crónicas como suele ocurrir en la hipertensión, el reumatismo, la arteriosclerosis o las varices. La dosis es de 0,004 mg por comprimido.

La terapia de oro, administrada en forma de sales de oro inyectables (Myochrysine, Solganal) o píldoras de oro (Ridaura), fue una de las primeras formas de terapia para el tratamiento de la artritis reumatoide, aunque ahora se usa raramente, y ha sido reemplazada principalmente por el metotrexato.

Toxicidad

Entre los posibles efectos secundarios de la terapia de oro se incluyen erupciones, proteína en la orina y recuentos de sangre anormales.

PLOMO

Los compuestos del plomo son tóxicos y han producido envenenamiento de trabajadores por su uso inadecuado y por una exposición excesiva a los mismos. Sin embargo, en la actualidad el envenenamiento por plomo es raro en virtud de la aplicación industrial de controles eficaces, tanto de higiene como relacionados con la ingeniería. El mayor peligro proviene de la inhalación de vapor o de polvo. En el caso de los compuestos organoplúmbicos, la absorción a través de la piel puede llegar a ser significativa. Algunos de los síntomas de envenenamiento por plomo son dolores de cabeza, vértigo e insomnio, y en los casos agudos por lo común se presenta estupor, el cual progresa hasta el coma y termina en la muerte.

El plomo está tan presente en nuestras ciudades que es difícil evitar su contacto. Se encuentra en muchas pinturas, en las soldaduras, en la gasolina, en las cañerías del agua antiguas, uniones de latas de conservas, perdigones, loza y cerámicas pintadas, baterías de cocina, maderas quemadas en chimeneas, vidrieras artísticas, bebidas alcohólicas ilegales y todavía en muchos juguetes.

Hay que evitar que los niños chupen sus juguetes, especialmente si están pintados y utilizar siempre productos denominados ecológicos. No dejar abierta ninguna lata de conserva con alimentos dentro, ni realizar soldaduras en lugares cerrados. El humo de tabaco también contiene una ligera cantidad de plomo, producto de la combustión.

Toxicidad

Las intoxicaciones leves se manifiestan por dolor de cabeza, insomnio, sed, diarreas y síntomas neurológicos. Algunas ataxias no curadas se deben a la presencia en el hogar de algún producto a partir de plomo.

SELENIO

Con un nombre sacado de la mitología griega relativo a la diosa Selene que representa a La Luna, el selenio no fue considerado como un elemento importante para el ser humano hasta el 1959, año en que el doctor Schwartst lo aisló como un nutriente esencial y algunos años después incluso la misma OMS recomendó estudiar su relación con las enfermedades cardiacas. Al margen de esto su gran interés ha estado centrado no en la salud sino como conductor de la electricidad, especialmente cuando se le somete a la luz, lo que dio lugar a su aplicación en las máquinas de xerocopias. De apariencia grisácea, con un peso atómico de 78,96, una densidad relativa de 4,81 y un punto de fusión de sólo 217°, es un elemento esencial para las células fotoeléctricas.

Pero las primeras experiencias con este mineral fueron muy confusas, ya que aparecían más datos sobre intoxicaciones que sobre sus posibles utilidades terapéuticas. La facilidad con la que las plantas lo absorben del suelo ha dado lugar a numerosos problemas tóxicos, especialmente en animales rumiantes. Su gran capacidad para ser absorbido -llega a un 80%- junto a su lenta eliminación, provoca no pocas intoxicaciones si se ingiere sin control médico.

Normalmente tenemos unos 12 mcg en sangre por cada 100 ml concentrándose preferentemente en los testículos, los riñones, el hígado y los músculos.

Funciones orgánicas

Las primeras experiencias se hicieron con animales y se vio, como dato más concluyente, que prolongaba sensiblemente la vida, más que nada debido a su acción antioxidante y su propiedad para prevenir las enfermedades coronarias. El único requisito imprescindible para que el selenio tuviera estas propiedades era que se administrara en forma natural, procedente de la tierra y que se empleara durante bastantes años. Su carencia, además, provocaba un envejecimiento precoz, llegando a encontrarse diferencias entre los animales de experimentación de hasta un 25% más de longevidad en los que tomaban suplementos.

Pero las investigaciones sobre sus funciones aún no estaban claras hasta que se descubrió un dato importante: la vitamina E para poder ejercer sus funciones como antioxidante necesitaba la presencia del selenio; la sinergia era un hecho ya comprobado. La acción conjunta de ambos nutrientes conseguía detener la acción nociva de los radicales libres, los cuales eran capaces de producir reacciones en cadena mortales. Unidos a los constituyentes grasos de las células se multiplican y obtienen una fuerza extra, la cual es detenida por los antioxidantes, entre los cuales está la vitamina E.

El modo en que ambas sustancias actúan sinérgicamente se cree está concentrado en una enzima específica denominada peroxidasa glutationa, la cual acelera las reacciones corporales, siempre y cuando esté protegida por la vitamina E.

El selenio es mucho más efectivo en unión a las vitaminas A, E y C, todas potentes antioxidantes. Existen, sin embargo, algunas formas tóxicas de selenio en el mercado, como el selenito sódico, que no es recomendable tomar de manera continuada y es mejor utilizar la mezcla selenio-metionina o levadura de cerveza cultivada en selenio.

Las necesidades diarias oscilan entre 0,05 a 0,15 mg

Las funciones más demostradas son éstas:
- Es un potente y eficaz antioxidante.
- Mantiene en buen estado las funciones hepáticas, cardiacas y reproductoras.
- Colabora en la elasticidad cutánea y tendinosa, así como en el buen estado de las articulaciones.
- Es necesario en la síntesis de las prostaglandinas, la formación del semen, la formación de la coenzima Q y las defensas orgánicas inespecíficas.
- Por su acción antioxidante previene del cáncer, el envejecimiento prematuro, las alteraciones de la piel y el cabello, la diabetes, así como la falta de vigor muscular.

Selenio y vejez

Los resultados obtenidos demostraron que durante la ingestión de selenio se destruían menos células y que los procesos de envejecimiento eran más lentos. No es que se pueda detener la vejez, pero lo que sí se puede conseguir es que ésta no aparezca antes de tiempo, hasta que quizá llegue el día en que podamos vivir los 120 años que parece nos corresponden y que solamente una vida errónea arrastrada durante generaciones hace que esto no sea posible.

Estudios más recientes han demostrado que los procesos acelerados del envejecimiento son los que hacen a las personas vulnerables al cáncer.

Selenio y cáncer

La mayoría de los casos de cáncer parece ser que están producidos por un daño químico en las membranas de las células que facilita la mutación de éstas. Una célula puede entonces crecer o multiplicarse y producir un cáncer extenso, y es precisamente esta membrana afectada lo que hace difícil luchar contra esta proliferación celular, ya que es muy difícil romperla o privar a las células malignas de ella.

Gracias a la membrana quedan aisladas del exterior y al mismo tiempo su permeabilidad les asegura el paso de los elementos nutritivos. Si conseguimos que no se puedan nutrir, mueren al poco tiempo. La presencia de los radicales libres aumenta su voracidad y solamente controlando estos radicales podremos conseguir que las células cancerosas no proliferen y puedan ser destruidas solamente con las reservas orgánicas.

Los estudios sobre el cáncer de mama en los humanos dejaron bien patentes que éste estaba influido grandemente por la dieta, ya que aquellas mujeres que no eran comedoras de carne y que hacían consumo frecuente de cereales integrales y pescado, ambos muy ricos en selenio y vitamina E, tenían una mortandad menor por este motivo que las comedoras de carne.

La cantidad de selenio sanguíneo necesario para prevenir del cáncer y otras enfermedades degenerativas deberá oscilar entre 0,26 y 0,29 partes por millón. Si un paciente de cáncer tiene bajos niveles de selenio desarrolla una tendencia grande a que se produzca metástasis. Otras experiencias demostraron que el agua del grifo suele contener cantidades suficientes de selenio, incluso para prevenir del cáncer, y que una forma de selenio, la selenocisteína, en unión a la vitamina A es activa contra la leucemia.

Selenio y corazón

Las enfermedades cardiacas es un padecimiento habitual en la vejez pero se ha demostrado que la carencia de selenio en las comidas hace que incluso los niños las desarrollen también. Una vez que comenzaron a aplicarse los suplementos de selenio en ambos casos las enfermedades remitieron en intensidad y, lo más importante, en mortandad. De un total de 13.000 niños que padecían cardiopatías no genéticas y que fueron tratados con suplementos diarios de selenio, solamente no se curaron 54. Parece ser que los experimentos ponen de manifiesto que dosis adecuadas de selenio previenen contra las enfermedades cardiacas, especialmente la angina de pecho, y carencias de ello nos predisponen a padecerla.

La arteriosclerosis es la principal enfermedad responsable de las alteraciones cardiacas y el papel como antioxidante de este mineral tiene una acción notable en la prevención de las placas de ateroma y en su posible disolución. Igualmente, su acción sobre los radicales libres facilita el que las tasas de colesterol permanezcan en unos niveles útiles, al mismo tiempo que protege la membrana celular. También se ha demostrado que la carencia del Coenzima Q provoca deficiencias en el funcionamiento cardiaco y se necesita una cantidad adecuada de selenio para la formación de este enzima.

Presencia en los alimentos

El pescado es una fuente extraordinaria de selenio (0,016 mg), pero la habitual presencia de mercurio en sus hígados dificulta la absorción. El huevo contiene 0,021 mg, los cereales integrales 0,020 mg, las aves 0,013 mg, y la carne 0,014 mg. Otros alimentos son: Los mariscos, las algas marinas, la levadura de cerveza, las hortalizas y setas silvestres, Los ajos y cebollas, los limones, el salmón y la raíz del eleuterococo.

Aplicaciones

Intoxicación por metales pesados (Hg, Pb, Cd), cigarrillo, alcohol, peróxidos y otras drogas. Trastornos inmunológicos y cáncer. Protección contra enfermedades cardíacas y circulatorias, efecto antiinflamatorio, disminución de la libido, infertilidad, impotencia, frigidez, micosis, acné. Neoformaciones, degeneración muscular, artritis, antioxidante. Protege de los efectos del fumar. Posee efecto sinérgico con la vitamina E.

Otras aplicaciones terapéuticas

• Envejecimiento prematuro, en unión a las vitaminas A, C y E.
• Enfermedades articulares, unido al cobre.
• Enfermedades cardiovasculares, asociado a la vitamina E.
• Distrofias musculares progresivas o traumáticas, asociado a la vitamina E.
• Arteriosclerosis, hipertensión arterial o riesgo de ateromas.
• Caída de cabello, junto a vitamina B, cinc y silicio.
• Cirrosis hepáticas,
• Como preventivo del cáncer o en una fase precoz.
• Infecciones frecuentes o graves, unido a las vitaminas A y C. Síndrome de inmunodeficiencia.
• Prostatitis y adenoma de próstata, unido al cinc.
• Dermatitis o tumores de piel.
• Enfermedades que cursan con procesos inflamatorios.
• Infertilidad masculina en unión al cinc.
• Intoxicaciones por metales pesados.
• Poca elasticidad de músculos y tendones.
• Como preventivo de la muerte súbita infantil.

- Cataratas incipientes.
- Fibrosis cística
- Épocas de fuerte entrenamiento deportivo.
- Como corrector de los efectos secundarios de los rayos X y las radiaciones ultravioletas.
- Intoxicaciones medicamentosas, alcohólicas o por drogas.
- Para prevenir las intoxicaciones por prótesis dentarias metálicas.

Toxicidad

Ya hemos dicho que el selenio en sí es un mineral sumamente tóxico, pero que si tenemos carencia los daños también son graves. Lo mejor es tomarlo en los alimentos naturales que sean ricos en él y si no es posible podemos recurrir a los preparados dietéticos. La dosis diaria debe ser de 25 mcg en los lactantes, 100 mcg en los niños y 150 mcg en los adultos. Dado que los preparados dietéticos nunca sobrepasan los 10 mcg por dosis, no existe peligro con ellos de sobredosis.

La sobredosis se puede detectar por el fuerte olor a ajo en el aliento y el sudor, caída del pelo, uñas quebradizas, enfermedades hepáticas y sarpullidos en la piel.

Hay que tener especial cuidado con los productos industriales que contienen selenio, como son las fotocopiadoras, las células fotoeléctricas, algunas pinturas y ciertos tipos de cemento. También son frecuentes los champús y lociones a base de selenio que se recomiendan contra la caspa, los cuales pueden llegar a ser tóxicos si se emplean de manera continuada, ya que la piel absorbe bastante bien el metal.

Una pigmentación rojiza de la piel, anorexia, mal gusto en la boca, pérdida de sensibilidad en las manos y encías frágiles, pueden ser otros síntomas de exceso de selenio.

VANADIO

Las experiencias en laboratorios han demostrado que también es un mineral esencial para la salud y que su carencia provoca menor crecimiento, poca fertilidad, altos niveles de colesterol y en suma una vida más corta. También se habla de aumento de los niveles de triglicéridos y enfermedades cardiacas.

Sabemos que forma parte de varios sistemas enzimáticos y está presente en los dientes. La deficiencia de vanadio produce un crecimiento retardado, problemas en reproducción, aumento en el volumen de células sanguíneas apiladas y exceso de hierro en la sangre.

Aplicaciones

Anemia, celulitis, tendencia a la obesidad y otras alteraciones del metabolismo de los lípidos. Alteraciones dermatológicas.

Es el oligoelemento que le aporta belleza a la piel, siendo útil en las personas con celulitis y que tienden a la obesidad. Igualmente es uno de los mejores oligoelementos para tratar los problemas de elevación del colesterol y los triglicéridos.

ZINC

Descubierto en 1869 como factor esencial para el crecimiento de las plantas, se aisló por primera vez en 1886 en las algas marinas fucus y posteriormente se encontró también en los cereales, las leguminosas y las hojas verdes de casi 100 plantas comestibles. Años más tarde, en 1950, se encontró también en el cabello y la sangre del ser humano, descubriéndose numerosas personas que padecían serias carencias.

Causas de deficiencia

El problema, lo mismo que ocurre con la mayoría de los otros oligoelementos, es que es muy difícil diagnosticar una carencia de cinc, ya que los síntomas suelen ser comunes a otras enfermedades. Lo más normal es la falta de absorción del mineral, algo que se da frecuentemente en niños y ancianos. También la presencia de ácido fítico presente en el salvado forma un compuesto que lo hace menos soluble y menos asimilable. Utilizando salvado o cereales integrales no existe este problema.

Los niños alimentados con leches artificiales suelen tener carencias de cinc, lo que podrían evitar o bien tomando suplementos de minerales o bien empleando leches enriquecidas. El alcohol también provoca carencias de cinc por una mayor eliminación del ingerido, lo mismo que ocurre con la toma continuada de ciertos medicamentos, entre ellos los anticonceptivos.

Funciones orgánicas

Es necesario para el correcto funcionamiento del aparato genital, especialmente el masculino, interviniendo en la formación del líquido seminal y el buen funcionamiento de la próstata.

Protege a los ácidos nucleicos ADN y RNA, así como a la membrana de las células.

Favorece la utilización del ácido láctico y es antagonista del cobre.

Estimula el sistema inmunitario a través de los linfocitos T-4.

Regula el páncreas, la hipófisis y los órganos genitales.

Es decisivo para el crecimiento de los niños.

Mantiene las glándulas suprarrenales en buen estado y su capacidad de adaptación.

Mantiene los órganos del gusto, el olfato y la visión en buen estado.

Previene del envejecimiento prematuro.

Procedencia

Todas las verduras de hoja verde y cereales integrales.
Los pescados y las carnes sin grasa.
Las semillas de alfalfa, las de calabaza y las de girasol.
La levadura de cerveza.
Los frutos secos, en especial las nueces.
El polen.
Coles y champiñones.
Remolacha y tomates.
Yema de huevo.

Síntomas carenciales

- Manchas blancas en las uñas
- Mala cicatrización de las heridas.
- Infecciones de repetición.
- Sentido del gusto poco desarrollado.
- Pérdida brusca del olfato.
- Anorexia.
- Retraso del crecimiento infantil.
- Escasa producción de semen.
- Infertilidad masculina.
- Caída del cabello.
- Anemia.

Aplicaciones

Alcoholismo, dismenorrea, enfermedades hepáticas y renales, estrés, diabetes, infertilidad, infecciones de repetición, quemaduras extensas, embarazo (15 mg/día), en la adolescencia, mala cicatrización (post-cirugía), acné, pérdida del olfato y gusto, pérdida de la memoria, caída del cabello (alopecia), acrodermatitis enteropática, reumatismo, artritis.
Es pues de gran utilidad para los trastornos de fertilidad, impotencia y/o frigidez, siendo reconocido como el

oligoelemento de la reproducción. A las mujeres que toman anticonceptivos orales por largos períodos les recomendamos tomar frecuentemente este oligoelemento.

Preventivo para personas de dieta hipoprotéica o dieta vegetariana. Regulador de los trastornos de las funciones hipofisiarias y de las funciones gonadotropas. Fatiga, cansancio repentino, dismenorrea, diabetes, adenoma prostático, hepático y pancreático. Prevención de enfermedades cardiovasculares.

No está indicado en paciente con cáncer, siendo preferible dar cobre.

Dosis catalítica: 1,5 mg/día

Otras aplicaciones no carenciales

Síndrome adiposogenital.
Obesidad.
Prostatitis.
Colitis, flatulencias.
Envejecimiento prematuro.
Antes del embarazo.
Heridas.
Acné.
Para estimular las prostaglandinas.
Amenorreas y esterilidad femenina.
Criptorquidia y poco desarrollo genital en niños.
Enuresis nocturna.
Reglas insuficientes.
Adenoma de próstata.
Acetonemia infantil.
Astenia.
Alopecia.
Enanismo hipofisario.

Toxicidad
El exceso puede causar depresiones y diarreas.

CAPÍTULO 6

Oligoterapia

Aunque varios investigadores descubrieron la importancia de esos elementos traza, solamente el Dr. Jacques Ménétrier, durante los años 30, se dedicó a aplicarlos como terapéutica única en la mayoría de sus enfermos. A lo largo de su vida profesional se considera que trató con éxito a más de 70.000 pacientes de todo el mundo, además de abrir un centro de investigación para mejorar sus investigaciones.

Sus conclusiones coincidieron con las de otra persona mucho más popular y venerada que él, el Dr., Pasteur, quien había logrado una auténtica revolución en el mundo de la medicina al descubrir una serie de factores vitales en las enfermedades infecciosas, las cuales hacían estragos entre la población. El demostrar que las enfermedades infecciosas estaban producidas por un enemigo interno, el microbio, al cual había que combatir si queríamos curarnos, anuló totalmente la labor de Ménétrier, cuyas teorías no solamente cayeron en el olvido sino que fueron objeto de burla. Seguir tratando de demostrar que lo importante no eran los microbios, sino el individuo, el terreno, sobre el cual se asentaban, era ilusorio si tenemos en cuenta que los médicos disponían ahora de un remedio totalmente eficaz y rápido para curar a sus pacientes.

De nada le sirvió a Ménétrier ni a su colega Bernard, tratar de demostrar que si el individuo estaba sano el microbio no podía hacer nada, razonamiento que se demostraba válido en épocas de epidemias durante las cuales solamente morían las personas débiles. Si el microbio era el mismo, igual de virulento, debía atacar a todos por igual, lo que está comprobado no es así.

Durante muchos años la enemistad entre estos científicos fue total, aunque mientras Pasteur alcanzó la gloria, los demás pasaron al olvido. Afortunadamente y al final de su existencia, Pasteur escribió una carta a sus colegas en la que reconocía con humildad que era cierto "que el terreno lo es todo. El microbio no es nada". Pero la medicina oficial siguió y sigue sin reconocer el papel esencial de la oligoterapia y hoy en día quien quiera ser tratado de esa manera tendrá que recorrer muchos kilómetros y por supuesto acudir a una especialista quizá oculto, quizá marginado. Los antibióticos han ganado terreno y los oligoelementos casi lo han perdido. Pero las personas se siguen muriendo víctimas de las bacterias y virus, incluso en las mesas de los quirófanos, y a pesar de los antibióticos y vacunas.

Ménétrier sintetizaba su teoría con estas palabras:

"La mayoría de los pacientes que vienen a pedir consejo a su médico, no pertenecen aún al campo de lo patológico, es decir, del desorden orgánico. No deberían pues recibir tratamientos sintomáticos, paliativos, sustitutivos ni privativos, exigidos por la medicina que necesita ver daños o anomalías para actuar. La utilización de estas terapéuticas "heroicas" en numerosos casos de desregulación, de disfuncionamiento, desemboca a menudo en las enfermedades llamadas "iatrogénicas", las generadas por medicamentos, cada vez más frecuentes y temibles.
La medicina natural retoma todo su sentido en la medida en la que puede prever e incluso prevenir las evoluciones hacia lo patológico, regularizando las funciones psicofisiológicas cuyas perturbaciones prolongadas llevan a los desórdenes orgánicos. Es en este sentido que se han orientado una clínica, un diagnóstico y una terapéutica que constituyen una "Medicina Funcional" y una "Oligoterapia", actuando por presencia y no por aporte cuantitativo.
Cincuenta años de investigación, experimentos y constataciones permiten afirmar su utilidad y eficacia. Considerando en su totalidad la entidad psicofisiológica,

poniendo en evidencia los desequilibrios orgánicos, sus evoluciones y sus imbricaciones, la MEDICINA DE LAS FUNCIONES permite comprender y regularizar mejor los estados de fatiga, las perturbaciones intelectuales, las manifestaciones psicológicas, el sueño y los disfuncionamientos de los diversos aparatos orgánicos, inseparables hoy de la existencia moderna".

Definición

Podemos considerar a un mineral como oligoelemento si su presencia en el organismo es igual o inferior al 0,01% del peso seco del cuerpo humano, aunque como esto no explica su papel en el mantenimiento de la vida, es necesario establecer una diferencia entre los oligoelementos esenciales y los no esenciales.

Un oligoelemento esencial sería aquel que está presente de manera continuada en un organismo vivo y que su presencia conduce o es imprescindible para el restablecimiento de la salud. También hay que incluir como esencial aquel o aquellos cuya presencia es necesaria para prevenir enfermedades o evitar la predisposición a padecerlas. Además, un oligoelemento debe de ser capaz de actuar o promover acciones catalíticas no solamente cuando existe carencia de él, sino incluso cuando hay suficiente cantidad en el organismo. Este dato es similar al descubrimiento de las vitaminas, las cuales se consideraron solamente como nutrientes que hay que aportar a la dieta para que no existan carencias y, por tanto, enfermedades carenciales, sino que aun cuando exista cantidad suficiente una dosis adicional puede producir efectos beneficiosos.

Oligoelementos esenciales

Aunque las investigaciones están incluyendo cada día a oligoelementos nuevos en el apartado de esenciales, en la actualidad se manejan como tales: el cromo, cobre, azufre, germanio, litio, flúor, selenio, cinc, molibdeno, níquel, cobalto, hierro, manganeso e incluso el vanadio. No obstante y como veremos a continuación, a otros que también se manejan ampliamente aunque no se le reconozca su papel como esenciales, se les debería incluir en esta lista.

El papel de todos ellos tiene dos vertientes: una estructural y otra funcional. En la primera se asocian a una molécula no enzimática, como pueden ser pigmentos, proteínas u hormonas, y en la segunda o bien forman parte del enzima o actúan como catalizadores de una reacción.

Estados carenciales

Aunque la finalidad de la oligoterapia no es cubrir carencias minerales, es obvio que también las carencias pueden generar enfermedades específicas y bloquear así la acción de las enzimas implicadas. Si no existe en ese momento el mineral necesario se producirá un déficit enzimático funcional y una patología definida como "ametalosis", esto es, una carencia del ión metálico necesario para que se produzcan las reacciones metabólicas. Una vez suspendidas estas reacciones se declararía la enfermedad funcional, un estado intermedio entre la salud plena y la enfermedad.

Por desgracia las enfermedades funcionales no son detectadas por los medios analíticos actuales, ni siquiera por radiografías o análisis de sangre. Mientras no haya una alteración o una disfunción no es posible que aparezca la enfermedad, o al menos esto es lo que impera hoy día. Sin embargo y hasta que la sintomatología de la parte afectada se manifieste con claridad, hay una serie de trastornos o anomalías que el individuo ya percibe. No son signos o dolores claros, pero están ahí y la persona siente que algo en su interior no va bien: es la enfermedad funcional, la cual podrá desaparecer o hacerse patológica dependiendo de nosotros.

La oligoterapia, como veremos a continuación, no solamente tiene un efecto curativo sino que tiene en cuenta una serie de manifestaciones del individuo, inconcretas y en apariencia poco claras, y las agrupa en lo que se considera estados mórbidos. Todavía no hay enfermedad, pero ya hay un individuo enfermo o no adaptado. Una enfermedad funcional no detectada a tiempo y no corregida será siempre en el futuro una enfermedad real, con lesiones y alteraciones que pueden poner ya en peligro la vida.

Un oligoterapeuta experimentado valora más que otros datos esas manifestaciones aún imprecisas, poco valoradas, pero que impiden a la persona sentirse a gusto y sano. Corrigiendo la carencia o el bloqueo enzimático, es casi seguro que haremos reversible el proceso patológico.

Causas de la carencia

Lo difícil es admitir que unos elementos tan difundidos por la naturaleza y que solamente necesitamos en cantidades ínfimas, puedan causarnos un daño serio, y que no logremos siquiera cubrir sus posibles carencias. Que un individuo bien alimentado y sin padecer enfermedades debilitantes pueda tener carencias de oligoelementos es algo difícil de admitir, y de hecho la mayoría de los médicos no se lo creen y por eso ni los recetan ni chequean las posibles carencias. Pero la agricultura actual, con sus cosechas forzadas al máximo, su suelo empobrecido por no rotar las siembras, sus pesticidas y abonos químicos, nos proporcionan unos alimentos sabrosos (en ocasiones), de buena presencia (incluso barnizados), en épocas que no corresponden (para eso están las cámaras frigoríficas), ultracongelados, procesados, blanqueados y aromatizados al máximo. El consumidor parece estar seguro con ese control y dedicación porque no percibe ni se da cuenta de que le han quitado de sus alimentos ciertos elementos vitales para la salud, entre ellos los oligoelementos. Además, numerosos aditivos producen un efecto de quelación sobre los minerales, lo que les hace quizá menos asimilables o menos aprovechables. Una prueba de ello es que administrando un oligoelemento se suelen lograr curaciones ciertamente espectaculares y en un tiempo récord.

Estados mórbidos

Explicar y demostrar cómo actúan los oligoelementos en aquellos casos en los que no existe carencia de ellos, es el punto más conflictivo para que sean admitidos como imprescindibles entre la comunidad científica. Aunque sabemos que están ligados a numerosos sistemas enzimáticos que regulan nuestro metabolismo, es difícil demostrar cuál es el modo de acción cuando no existe esa carencia. Por eso la ciencia de la oligoterapia quizá nunca sea un modo terapéutico introducido oficialmente y ni siquiera se llegue a estudiar en las universidades, ya que para ello no bastan los resultados sino las demostraciones.

Ménétrier comprendía esta dificultad y aprovechó las oportunidades que le ofrecieron en el Instituto Pasteur de París para experimentar con diferentes mezclas de oligoelementos y aplicarlos, al principio de manera empírica, en un grupo de pacientes voluntarios. Los primeros resultados demostraron lo que ya sabía, que no actuaban para cubrir carencias nutritivas y su actividad estaba ligada a reacciones individuales del individuo. Por ello y al igual que ocurre con la homeopatía, el tratamiento debía ser siempre personal, sin tratar las enfermedades sino al enfermo. No obstante pronto apareció un dato que permitiría quizá unificar en cierto modo los tratamientos y hacerlos más universales: existían grupos de individuos caracterizados todos por síntomas y caracteres similares.

Se encontraron inicialmente cuatro grupos perfectamente diferenciados, los cuales respondían cada uno a un oligoelemento concreto o mezcla de varios. Los oligoelementos más activos o eficaces eran el manganeso, el manganeso-cobre, el manganeso-cobalto y el cobre-oro-plata, aunque luego aparecieron otros grupos como el cinc-níquel-cobalto y el cinc-cobre. Posteriormente y hasta nuestros días, las mezclas eficaces de oligoelementos son muchas y aunque siguen tomando como base las cuatro diátesis originales, se ha demostrado que no existen patologías únicas, diátesis puras, sino que las enfermedades suelen ser consecuencia de una mezcla de alteraciones y requieren tratamientos complejos.

Si tomamos como ejemplo el Litio, un oligoelemento ampliamente utilizado para el tratamiento de las depresiones, veremos que funciona eficazmente en numerosas personas y en otras no, al menos administrado de forma aislada sin tener en cuenta características personales. Esa creencia de que se puede encontrar un remedio universal para el tratamiento de cada enfermedad, es una panacea perseguida por la medicina química que pretende curar enfermedades y no tratar individualmente a los enfermos. Indudablemente es más fácil perseguir esta idea (enfermedad=tratamiento), pero no es el fin perseguido por la oligoterapia que trata a cada persona como algo totalmente individualizado, distinto, y que requiere también una terapia elaborada a su medida. La ventaja de este método es que no solamente se elimina la fuente de sus molestias y dolores, sino que todo el individuo termina curado y su salud en general queda restablecida.

La administración se puede hacer en forma de ampollas bebibles, cápsulas o gránulos una vez por día, aunque como veremos a continuación, en los casos agudos se podrán administrar sin peligro alguno cada hora. En el caso de administrar varios oligoelementos es mejor no darlos mezclados y espaciarlos al menos media hora, aunque no es una norma que sea totalmente imprescindible. Lo que sí es necesario es darlos una hora antes de las comidas o dos horas después.

La presentación en ampollas es en solución isotónica de glucosa en alcohol de 15°, y en cápsulas de lactosa de disgregación entérica. La dilución media es a la 4-6 DH.

Las cinco diátesis básicas son:

1. **Alérgica o artrítica (Manganeso).**
2. **Hipoesténica (Manganeso-Cobre).**
3. **Distónica (Manganeso-Cobalto).**
4. **Anérgica (Cobre-oro-plata)**
5. **Desadaptación (Cinc-níquel-cobalto)**

Para lograr el reconocimiento de su método revolucionario, Ménétrier midió ciertos parámetros en cada individuo tratado, con el fin de demostrar que ciertamente había variaciones de importancia. Los parámetros estudiados en sangre, orina y saliva fueron el pH y el rH2 o potencial de óxidoreducción. Se analizaron antes, durante y después del tratamiento, mediante un sistema al que denominó Bioelectrónica.

Bioelectrónica

Según esta interesante teoría, cada especie viva se desarrolla dentro de tres parámetros básicos que son:
- El potencial de oxidoreducción.
- El equilibrio ácido-base.
- Y la medida de resistividad o concentración de iones.

Sabido esto -aunque su entendimiento es complejo-, se podrá tratar y analizar cualquier ser vivo a través de su sangre, orina o saliva, sin necesidad de incisiones, cortes, inyecciones, aerosoles y demás tratamientos incruentos. Analizando estos fluidos sabremos con exactitud el estado de salud de la persona en ese momento, en ese lugar y en esas condiciones, por lo que ya nos encontramos con una sensible diferencia con la medicina química: no se puede realizar un diagnóstico ni poner tratamiento varios días después de las manifestaciones patológicas. Si tenemos en cuenta cómo se trata a los enfermos actualmente veremos que hay algo que está en oposición absoluta a la terapia de Ménétrier.

Un paciente que acude a un centro oficial dependiente de la Seguridad Social es posible que sea examinado superficialmente por el médico en ese momento, aunque también es posible que le den cita para varios días o semanas después. Si el examen y el tratamiento se realizan en el mismo día y en el mismo lugar es posible que la terapia dé resultado, pero ¿qué ocurre cuando el enfermo es visto después de varias semanas de manifestarse su enfermedad? ¿Qué eficacia puede tener un tratamiento que corresponde a unos síntomas detectados días o semanas antes? ¿Qué valor se puede dar a unos análisis realizados con tanta antelación?

El tratamiento a base de oligoelementos, al igual que ya vimos en la homeopatía, no podría realizarse nunca en esas condiciones ya que trata al individuo en relación a su entorno, sus circunstancias y en el momento de su mal. Ese mismo tratamiento tan individualizado con seguridad no tendría nada que ver si se aplicara una semana después; habría que aplicar otro sensiblemente diferente.

Las mediciones bioelectrónicas establecen nueve coordenadas biológicas que nos proporcionan datos sobre las condiciones de salud de la persona en ese momento dado. Las sucesivas mediciones nos indicarán la evolución de la enfermedad una vez iniciado el tratamiento, el cual será modificado según la respuesta del enfermo. Junto a este tratamiento medicamentoso se analizan todos los demás factores que concurren negativa o favorablemente en la enfermedad y se dictan normas dietéticas, dentro de los criterios de la medicina natural, ambientales (humedad, temperatura, etc.), sociales y si es posible laborales. Los alimentos procesados están prohibidos durante el curso de la enfermedad y se le recomiendan los alimentos integrales, la fruta del tiempo, el yogur, la miel y el agua como bebida.

La forma más adecuada de administrar los oligoelementos no está todavía definida, aunque existe una tendencia cada vez mayor a que sea en una solución hidroglicérica.

NOTA: El lector interesado en la aplicación de esta terapia se preguntará cómo puede efectuar estas mediciones bioelectrónicas aquí mencionadas, pero actualmente el camino seguido por los especialistas en Oligoterapia en mucho más sencillo: se dialoga con el paciente, intentando averiguar mucho más de lo que nos cuenta, buscando señales sutiles que nos indiquen dónde está comenzando la enfermedad y cuál es la predisposición personal a padecer determinados males. Lo que ahora vamos a mencionar como *Diátesis*.

Diátesis

Antes de analizar las diferentes diátesis hay que destacar que no son frecuentes las formas puras y que es normal que un mismo individuo enfermo tenga mezclas de una o varias, e incluso que durante el curso de su enfermedad pase de una a otra. Los oligoelementos muy diluidos e ionizados actúan en el organismo con los sistemas enzimáticos a nivel químico-físico, influyendo así en todos los fenómenos eléctricos que se producen en el interior.
La palabra diátesis significa predisposición mórbida a padecer determinas enfermedades, quizá por motivos hereditarios. Sin embargo, esto solamente es una explicación incompleta de la palabra y habría que añadir que también existe un "terreno" favorable o desfavorable para padecer enfermedades.
Ello no quiere decir que no podamos actuar sobre las características heredadas, ya que si bien existe por esta causa una tendencia a padecer determinadas enfermedades, si modificamos el terreno impediremos su desarrollo. Así, existen dos diátesis que podemos considerar adquiridas y

otras dos que son la consecuencia de la evolución y el crecimiento, siendo estas últimas las que terminan condicionando nuestra salud. La diátesis quinta, la de desadaptación, sería la incapacidad del individuo por sí mismo para adaptarse a las circunstancias adversas, al menos sin ayuda.

Indudablemente serán las dos diátesis primeras, las hereditarias, las más fáciles de modificar ya que en ellas hay todavía gran vitalidad, buena capacidad defensiva orgánica y una predisposición psicológica a luchar por la supervivencia. En las otras dos las experiencias quizá actúen de modo negativo y, además, nos solemos encontrar ya con enfermedades que han dejado ya algún tipo de secuela en la persona.

DIÁTESIS 1
Artrítico-Alérgica
Manganeso
(Hígado, vesícula, madera)

Es una diátesis joven en la que nos encontramos con una persona de carácter optimista, que necesita actividad, que tienen gran confianza en sí mismo y que pone gran pasión e interés en sus actividades, sean laborales, sociales o sexuales.

La naturaleza de sus enfermedades le viene por su necesidad de autocontrol, lo que le supone un gran esfuerzo por dominar sus verdaderas emociones y reprimir sus desahogos. Esto le lleva a padecer problemas de tipo visceral. Se adapta muy mal a la rutina, necesita nuevas emociones y alicientes en su vida y si no lo consigue se vuelve irritable, nervioso y agresivo. En esos momentos hay gran tensión interna, no soporta que le contradigan y necesita un apoyo incondicional a sus ideas.

Su enfermedad comienza a manifestarse con astenia al levantarse, con síntomas de no haber descansado lo suficiente, lo que le inclina a permanecer más tiempo de lo debido en la cama. Siempre espera al último momento para levantarse y cuando lo hace es con ayuda, siendo frecuente el que se quede de nuevo dormido; pero una vez levantado enseguida se recupera, desaparece la fatiga y se incorpora con facilidad y energía al trabajo. Diríamos que incluso se siente optimista de haber superado su pereza natural.

Su euforia no desaparece durante el día, está muy activo y no acusa el cansancio de la jornada, siendo habitual el que prolongue sus labores hasta muy tarde, ya que no siente la necesidad de ir a la cama. Por decirlo de una manera sencilla: no se levantaría nunca, no se acostaría nunca. Son los trasnochadores crónicos. Pero esta hiperactividad durante el día les conduce a que no puedan relajarse de noche, que se acuesten pensando en el trabajo del día siguiente y como consecuencia no duerman profundamente.

Con el tiempo aparecen algias, dolores difusos a nivel muscular, artrosis cervical, tirones musculares y otra serie de anomalías que indican una sobrecarga de tensión en el sistema óseo muscular. Suelen darse casos frecuentes de artritis no deformantes, taquicardias, palpitaciones, dolores precordiales y alteraciones tiroideas. Otras personas se inclinan al terreno alérgico y la sintomatología se manifiesta con urticarias, rinitis, asma, fiebre del heno, catarros y hasta alteraciones digestivas.

Esta Diátesis 1 o hiperreactiva, terreno del Manganeso (Mn), ocasiona también dolores de cabeza y/o de ojos al despertarse y nos muestran a una persona que hiperactiva que siempre tienen que estar haciendo algo. La vida sedentaria y el reposo les alteran y no les sienta bien, sintiéndose mejor por la tarde y la noche, con euforia, llegando a manifestar que dormir es una pérdida de tiempo. Desde niños han demostrado que necesitan un cambio continuo, incluso de juguetes, participando con entusiasmo en aventuras y siendo más capaces de tomar iniciativas que de seguirlas.

A nivel cognitivo suelen ser inestables, muy inconstantes, de esfuerzos discontinuos para el estudio o cualquier actividad, pero de cualquier modo eficaces, pues aunque nunca terminen sus estudios desarrollan con soltura sus trabajos, consiguiendo destacar brillantemente. Su memoria parece insuficiente, pero es más bien selectiva, olvidando rápidamente todo aquello que no le puede aportar resultados palpables. Optimistas, irritables, agresivos, emotivos, nerviosos, agitados, ansiosos, a veces miedosos, terminan destacando en sociedad y laboralmente, aunque para muchos solamente son tercos y soberbios.

Padecen con frecuencia:

Lipotimias, inestabilidad cardiaca, angina de pecho o estados anginoides, dolores cambiantes entre los dos lados, neuralgias, disfunciones y alteraciones digestivas de tipo hepático, alteraciones intestinales del colon derecho, cálculos renales y biliares, alteraciones urinarias, orquitis en los varones, alteraciones dentarias (piezas que se montan una encima de la otra), hipertiroidismo, gota. Las mujeres, tienen tendencia a los fibromas tumorales o hemorrágicos, dismenorrea e hipermenorrea con reglas frecuentes y abundantes. Si tiene fiebre es elevada y de rápida aparición y desaparición. En todo, tendencia a la exageración, más rápido, más abundante.

Como síntesis:
Asma, urticarias, eczemas, rinitis, conjuntivitis y alergias primaverales.
Dolores articulares diversos, hernias de disco, artrosis cervical, artritis.
Trastornos cardiovasculares como taquicardias y alteraciones de la tensión arterial.
Insuficiencia hepática, hipertiroidismo, acetonemia y disfunciones biliares.
Reglas dolorosas, cansancio matutino, sueño intranquilo y grandes oscilaciones en su carácter y la memoria.

El oligoelemento adecuado es el *Manganeso*.

DIÁTESIS 2
Hiposténica
Manganeso-Cobre
(Insuficiencia de energía, Pulmón, Intestino grueso, Metal)

Se declara en personas jóvenes, tranquilas y de temperamento equilibrado y muy reflexivas, aunque con cierta tendencia al pesimismo o quizá a no valorarse adecuadamente. Suelen tener un buen control de sus emociones intensas, sus pasiones permanecen casi siempre en su interior, aunque una ligera observación a sus ojos y sus gestos nos delatará lo que en realidad pasa en su corazón.

No son irascibles y solamente pierden las buenas maneras después de esfuerzos intelectuales o físicos intensos. De memoria muy selectiva y metódica, tienen una filosofía propia sobre la vida y las gentes, la cual les sirve perfectamente para no caer en depresiones o conflictos emocionales. Amigos de las causas justas, son propicios a demandar ayuda con demasiada frecuencia a pesar de ser muy trabajadores. Poco apasionados por las cosas vulgares que les rodean, pueden parecer poco emotivos y estáticos, pero realmente es que tienen la mente en las estrellas, en el futuro.

De sueño fácil y profundo, son bastante trasnochadores y aunque se levantan pletóricos de energía poco a poco van acumulando un cansancio excesivo, especialmente por no dormir el número de horas que necesitan. Cuando se acuestan temprano resisten bien las jornadas laborales duras y gracias a que son pausados en sus movimientos no malgastan las energías corporales inútilmente. Realizan cortas pausas para recuperarse y estirarse y esto les permite tener una gran capacidad de trabajo a pesar de no ser fuertes.

Aunque muscularmente nunca serán fuertes, sus defensas orgánicas trabajan bien y no suelen tener enfermedades serias salvo en el aparato respiratorio. Si no se cuidan, los inviernos le afectarán especialmente y la sinusitis, los catarros y los resfriados les acompañarán con frecuencia. Aunque el deporte les sienta bien, no suelen ser amantes del ejercicio ni de la continuidad en él. Si lo hacen será por reto personal, no por entusiasmo.

También acusan a lo largo de su vida problemas dérmicos, acné, psoriasis y quemaduras solares, lo mismo que infecciones de vías urinarias. Las mujeres tienen menstruaciones complicadas, hipotiroidismo e inflamaciones de los ganglios linfáticos.

Esta Diátesis 2 o hiporreactiva, nos muestra a individuos de fatiga pronta, cansados o desganados, con una resistencia psicológica, mental y física limitada, hasta llegar a veces a ser insuficiente. Con lentitud en los gestos, en el habla, por la tarde están decididamente cansados, y la fatiga crece a medida que transcurre el día o la semana. Por este motivo sus bajas laborales obedecen casi siempre al agotamiento, percibiéndose que realizan sus labores con cierta lentitud, como si quisieran ahorrar fuerzas, pues consciente o inconscientemente, se perciben limitados físicamente.

Intelectualmente suelen tener dificultad para concentrarse y fijar la atención, pero superada esa dificultad son más metódicos y se esfuerzan mucho. Las capacidades intelectuales suelen estar limitadas por esa falta de atención crónica, ya que al hablarles se distraen con frecuencia. No obstante, una vez memorizados sus conocimientos los aplican con mayor eficacia que los demás. Por eso suelen ser autodidactas, deseosos de aprender por sí mismos y sin ayuda, llegando así a descubrir nuevos campos y matices. Al final, sus conocimientos serán muy profundos.

Con tendencia a la tristeza y al pesimismo, más inclinados a la reflexión que a la aventura y la iniciativa, reflexionan mucho antes de tomar una decisión, quizá porque ven el resultado de sus acciones como si su mente fuera una pantalla de cine.

Padecen con frecuencia:

Patologías respiratorias, especialmente bronquiales y pulmonares, asma no alérgica, tuberculosis, pleuritis, así como enterocolitis, diarreas y estreñimientos. Con tendencia a la anemia y leucopenia, en la niñez tendrán cierto retraso en el desarrollo físico, con testículos ocultos, laxitud de ligamentos, y poco desarrollo muscular, aunque la estatura suele ser normal. Es frecuente que padezcan enuresis hasta altas edades, cistitis frecuentes, acné de tipo infeccioso, forúnculos hipotiroidismo y a nivel digestivo, tendencia a úlceras duodenales.

Como síntesis:

Infecciones de vías respiratorias que se agravan en el invierno como bronquitis, asma, sinusitis, vegetaciones, otitis y faringitis.
Afecciones dérmicas con acné, dermatosis, manchas y picores.
Alteraciones de ovarios e hipotiroidismo.
Anemias y reumatismos articulares no deformantes.
Responden al **Manganeso-Cobre.**

DIATESIS 3
Distónica
Manganeso-Cobalto
(Intestino delgado, corazón, fuego)

Es una diátesis que solamente se encuentra en personas mayores o prematuramente envejecidas, quizá por enfermedades crónicas, trabajo excesivo, disgustos o desnutrición. También es normal encontrarla en personas con altos cargos laborales y de responsabilidad.
El estrés y la ansiedad son las características habituales en estos enfermos, muchas veces enmascaradas por una vida

triunfante y llena de placeres mundanos. Sin embargo, bajo esa máscara exterior hay una persona emotiva, angustiada, nerviosa y depresiva, en la cual el optimismo ha desaparecido y tiene que mantener todavía su pose externa para no desmoralizarse aún más.

Si disponen de medios económicos suficientes son presa fácil de psicólogos y psiquiatras, los cuales le dan miles de soluciones (también en forma de medicamentos para "curar" su angustia), llegando a tener una dependencia medicamentosa para solucionar sus males. La vida laboral se les complica porque pierden la memoria, no son tan eficaces, y entran en un estado de irritabilidad y mal humor que les hacen insociables. Todo ello les lleva al cansancio crónico, a no dormir bien y a levantarse de la cama ya cansados, sin energías suficientes para acometer la jornada laboral que desearían que no llegara nunca.

Las mujeres padecerán de piernas pesadas, con fuertes dolores que alguien achacará a varices, sintiendo hormigueos y entumecimiento de los pies. Los malestares de estómago, la intolerancia a la mayoría de los alimentos, las colitis y los desórdenes alimentarios les conducirán a la úlcera gastroduodenal, agravando aún más su situación angustiosa ya que se ven obligados a tomar más medicamentos y a llevar un régimen incompatible con su vida social y laboral. Se declara hipertensión y con frecuencia la angustia sale al exterior en forma de dermatosis diversas que serán tratadas erróneamente con pomadas.

Las mujeres entrarán en una menopausia prematura, mientras que los varones padecerán con frecuencia impotencias que le llevarán ya inexorablemente a un callejón sin salida. Sus males ya no serán simples sino una suma de varios y si recurren al médico, a los médicos, serán consumidores habituales de cientos de pastillas que le solucionarán un mal para provocarle otro.

Sus defensas orgánicas disminuirán a causa de un sistema linfático sobrecargado, recurrirán a tratamientos de belleza externos para recuperar su autoestima y cuando se comparen con personas de su misma edad no martirizadas por tratamientos erróneos pensarán que el destino les ha vuelto la espalda.

Llegado a este punto su creatividad estará a cero, lo mismo que su capacidad para rendir adecuadamente en el trabajo. Es posible que a causa de ello sean despedidos, justo en el peor momento de su vida y entonces el pesimismo, la abulia, la psicastenia y la depresión le acogerán en su seno. Al sentirse inútiles, casi un esbozo de lo que fueron, se volverán agresivos con su pareja, se aislarán de su entorno, perderán el gusto por la vida y el suicidio les parecerá entonces la mejor de las liberaciones. Aún así, mantendrán el tipo delante de los demás y es posible que mucha gente no perciba lo que pasa en su interior. Si en esos momentos tienen la suerte de encontrar un buen terapeuta experto en tratamientos naturales, oligoterapia, homeopatía o fitoterapia, se recuperarán con rapidez y sin efectos secundarios.

Padecen con frecuencia:

Esta Diátesis 3 o distonía neurovegetativa, es un tránsito y una evolución de la 1, siendo frecuente en mujeres entre los 40 y 50 años. Destaca la falta de adaptación al esfuerzo, con una astenia no sólo matinal sino que puede durar todo el día, aunque suele mejorar por la noche. Especialmente significativos son los trastornos relacionados con la comida, con anorexia, malas digestiones y sueño intenso al terminar de comer. La sensación de estar envejeciendo rápidamente es muy perceptiva, agudizándose con el deterioro estético perfectamente visible en el espejo, consecuencia quizá del vacío espiritual. Quien ha dedicado la mayor parte de su vida a conseguir logros materiales y a la belleza física, acusará en esa época un gran vacío y decaimiento.

Son síntomas claros el envejecimiento corporal que afecta tanto a la absorción de nutrientes como a la eliminación de tóxicos, un descenso progresivo de la vitalidad, alteraciones circulatorias que ocasionan pesadez de piernas, hinchazón de los tobillos, así como alergias y urticarias. Si la mujer se encuentra en la menopausia la osteoporosis será intensa, así como la hinchazón abdominal, la indiferencia sexual, las disfunciones biliares y las crisis de ansiedad.

Como síntesis:

Distonías neurovegetativas que se manifiestan con ansiedad, hiperactividad, irritabilidad, depresiones, melancolía, ansiedad y fuerte emotividad.
Frecuentemente hay impotencia, aversión al otro sexo, menopausia adelantada, dismenorreas, linfomas y fibromas.
Mareos, vértigos, piernas pesadas, doloridas y hemorroides.
Pérdida de la energía y de la memoria.
Cansancio a lo largo de todo el día.
Alteraciones de la tensión, arteriosclerosis, colesterol, ácido úrico y litiasis renal.
Jaquecas y sensación de padecer del corazón.
Ansiedad y reproches.
Responden al **Manganeso-Cobalto**.

DIATESIS 4
Síndrome de desadaptación
Cinc-níquel- cobalto
(Bazo, estómago, tierra)

Esta patología suele ir asociada a cualquiera de las otras y nos refleja la falta adecuada de función glandular, la cual conduce al enfermo a una mala adaptación a las circunstancias adversas. Todo el sistema hormonal está implicado en este síndrome, aunque la hipófisis será la principal responsable.
El estrés se considera que es el factor que influye más en este mal, pero si tenemos en cuenta que hay muchas personas sometidas a las mismas tensiones que no padecen ninguna

enfermedad, podemos considerar que es el organismo en su conjunto el que claudica, el que no se adapta. Indudablemente las tensiones nerviosas y emocionales intensas y continuadas pueden minar la resistencia de cualquiera, desequilibrando por ello a todo nuestro sistema endocrino y produciendo fallos hormonales de importancia.

Está afectado el eje hipófisis, suprarrenales y genital (terreno también del cinc-cobre), declarándose astenias periódicas con épocas de plenitud, y aunque parece no existir un ciclo suele existir cierta bulimia hacia las 12-13 horas y hacia las 19-20 horas, con un bajón psicofísico por hipoglucemia y de la presión arterial. Intelectualmente suele haber depresión, con vacíos temporales de la memoria y disminución de todas las capacidades intelectuales.

Padecen con frecuencia:

En los niños hay ciertos retrasos del desarrollo general y localizados, como criptorquidia y enuresis, mientras que en los adultos suele darse impotencia sexual, síndromes prostáticos y síndrome adiposo genital. Existe cierta disfunción pancreática, colitis, hinchazón abdominal, alopecia y uñas quebradizas, furunculosis, y si la persona es diabética se dan desfallecimientos, temblores de piernas y lengua agrietada.

Como síntesis:

Obesidad en la edad madura, unida a la celulitis en las mujeres.
Hambre a media mañana y a media tarde.
Hiperglucemia que puede degenerar en diabetes.
Calvicie, malas digestiones, aerofagia, colitis y sensación de vacío en el estómago.
Sueño después de las comidas y pocas energías por la tarde.
Depresiones alternadas con irritabilidad.

Disfunciones hormonales.
Piel caliente.
Estreñimiento.
Responden al **Cinc-níquel-cobalto**

Aunque esta diátesis está dependiente de los oligoelementos cinc-níquel-cobalto, hay unas sutiles diferencias que nos obliga a diferenciar tanto la terapia como los síntomas.

Síndrome hipófisis/genital: *Cinc-cobre*

Esta asociación tiene un buen efecto como regulador endocrino y es adecuada para los síntomas de desadaptación por causas hormonales. También es adecuada para tratar enfermedades infantiles relacionadas con el funcionamiento hormonal, como es el caso de la criptorquidia (testículos que no descienden), enuresis (orinarse durante el sueño) o ciertas obesidades juveniles que producen retraso en el crecimiento.
También lo emplearemos en la diátesis 4 que curse con impotencia, prostatitis, adenoma de próstata, menstruaciones retardadas y en general en personas frioleras que no les gusta la humedad ambiental. Tiene buenos efectos también en las alopecias seborreicas y en la falta de desarrollo físico, intelectual y genital en la niñez.

Síndrome digestivo: *Níquel-cobalto*

Se emplea en todos los procesos digestivos que cursen con mala digestión de las grasas, estreñimientos, fermentaciones pútridas, hinchazón abdominal e infecciones gástricas. También en las terapias contra la diabetes.

DIATESIS 5
Anérgica-Falta de respuesta
Cobre-oro-plata
(Riñón, vejiga, agua)

La unión de estos tres metales fue investigada por primera vez por Ménétrier, ya que su composición les situaba en la misma línea y estructura electrónica periférica, asegurando así una sinergia importante. Aunque el oro ya era utilizado ampliamente por la medicina química en el tratamiento del reumatismo, nadie había pensado en aplicarlo junto a dos metales que tenían muchos puntos coincidentes.

La falta de energía es la mejor aplicación para esta unión, especialmente la que se da en la vejez y durante las enfermedades graves. En estos enfermos concurren una serie de circunstancias, entre ellas: poca capacidad de respuesta ante las enfermedades, falta de voluntad psíquica para encajarlas y un decaimiento general tan intenso que no aceptan consejos ni colaboraciones. Hay también falta de memoria, no pueden concentrarse y pierden el interés por seguir viviendo. Con anterioridad a esta patología tan seria se habrán dado fístulas anales, infecciones de vías respiratorias altas, reumatismos deformantes, poliartritis y una gran sensibilidad al frío. Los pólipos, la colitis hemorrágica, el cáncer y el Sida, son la consecuencia del fracaso en la lucha por la vida.

La terapia con cobre, oro y plata suele dar resultados espectaculares si aún se llega a tiempo, ya que en primer lugar se da una estimulación de la glándula suprarrenal y con ello un aumento de las hormonas de la supervivencia. Después viene la restauración enzimática que conducirá quizá a la curación.

Esta diátesis 4 suele desencadenarse tras un período de estrés o desadaptación, o tras un importante shock psíquico, como divorcio, despido laboral o muerte de un familiar. Pueden tener astenia global y profunda, constante durante todo el día; aunque también puede ser intermitente, con períodos de euforia y agresividad. Hay crisis de pánico, hipersensibilidad al frío y al invierno, sueño irregular, con insomnios y pesadillas terroríficas, con sensación de disminución de la vitalidad. Psicológicamente se dan todos los grados de depresión, indiferencia por las actividades profesionales y por la familia, declarándose episodios cortos de rebelión, agresividad y angustia. Los comentarios indican un deseo de dimitir, de abandonar todo para reposar, incluso de desaparecer, pues la existencia ha perdido interés. De continuar, el suicidio se vislumbra como una alternativa fácil, aunque en los niños es más difícil de detectar, existiendo una tendencia a la soledad, a no comunicarse o jugar con otros niños.

Padecen con frecuencia:

Entre las características de esta diátesis está el recorrido por multitud de terapeutas, disponiendo pronto de infinidad de informes y tratamientos abandonados con la misma rapidez que se iniciaron. Hay también historias de infecciones agudas y recidivantes, incluso víricas, con subidas de temperatura inexplicadas y repetitivas, siendo frecuentes las otitis supuradas, anginas purulentas, cistitis, piorrea, reumatismo y cefaleas.

La capacidad del sistema defensivo está muy mermada y aparecen linfopatías, infecciones pulmonares o cutáneas, tuberculosis de evolución rápida, reumatismo crónico, leucemias y fenómenos de envejecimiento global, así como cáncer.

En resumen:

Reumatismos graves, fiebres altas, infecciones severas y de repetición, viriasis, caquexia y envejecimiento intenso.
Cansancio continuado inexplicable, poca capacidad moral y psíquica para la lucha diaria, angustia, insomnio y pesadillas.
Deformaciones de columna con cifosis y escoliosis, anginas de repetición e hipertrofiadas, bajas defensas orgánicas, mala memoria, indecisión, falta de estímulo vital y depresión.
Responden al: *Cobre-oro-plata*

RECOMENDACIONES IMPORTANTES

Sobre la forma de administrar la oligoterapia:

• La forma idónea es la perlingual, esto es, poner la sustancia debajo de la lengua y mantenerla durante un minuto. Los gránulos se pueden chupar lentamente, sin masticarlos y es la forma más adecuada para los niños. También se puede emplear un terrón de azúcar moreno y diluir la sustancia en él, recurso éste muy adecuado para niños pequeños. Las cápsulas nunca se deben masticar y hay que tragarlas enteras.

• Localmente se pueden emplear soluciones en forma de pomada, polvo o líquido en afecciones de piel y boca. Son menos eficaces que las formas internas.

• La posología no es tan metódica como cuando administramos un medicamento y debe adaptarse continuamente al enfermo y a la evolución de la enfermedad. Por término medio se darán tres dosis al día una hora antes de las comidas o dos horas después. Las patologías graves o agudas requieren un tratamiento cada hora o incluso cada media hora. Los casos crónicos suelen resolverse con una dosis cada día o en días alternos.

• No se logran mejores efectos con aumentar la cantidad de principio activo.

• Es mejor no mezclar muchos oligoelementos a la vez.

• Si concurren varias enfermedades quizá sea mejor centrarse en las más graves o dolorosas y tratar posteriormente las otras, antes que realizar una mezcla de oligoelementos para tratar todo al unísono.

• Es muy útil simultanear la oligoterapia con plantas medicinales e incluso con homeopatía, pero nunca con medicamentos químicos, aunque ello no es una contraindicación absoluta y debe ser valorado exclusivamente por el especialista. También es recomendable mezclarlos con otros oligoelementos útiles no incluidos en las cinco diátesis.

• Si hay alguna reacción individual negativa suspender el tratamiento y volverlo a intentar con otra dosis menor o con otra presentación galénica. A veces es el excipiente el que no se tolera.

• Si no hay una mejoría rápida en las enfermedades agudas no insistir y emplear conjuntamente otros remedios más tradicionales.

• La oligoterapia es el remedio de elección en las enfermedades crónicas y funcionales, pero quizá no funcione como deseamos en las graves o agudas.

• Siempre que se pueda no mezclar con fármacos, ya que si aparece un efecto secundario no sabremos qué sustancia es la causante. De ser necesario los administraremos en horas diferentes.

• No suspender el tratamiento impuesto por el médico, al menos al principio. Cuando el enfermo mejore nos podremos replantear la terapia más adecuada.

• En los pacientes con problemas emocionales o con drogadicciones hay que ser muy prudentes.

• En los pacientes muy graves (cáncer, sida) no hay que abrirles esperanzas absolutas de curación. Se les explicará que existe una posibilidad de mejora, pero que no hay seguridad en ello.

• La asociación de oligoelementos y antibióticos suelen ser muy adecuada en las fases álgidas de la infección.

• La oligoterapia no debe constituir la única forma de tratamiento de una enfermedad, ya que es imprescindible unirla a normas dietéticas sanas, ejercicio razonable, vida al aire libre, ocio, etc.

TRATAMIENTO POR ENFERMEDADES

Esta lista es una guía de consulta rápida, de información, pero no debe constituir nunca una norma a seguir ya que cada enfermo es un caso aparte, único y debe ser tratado de forma individual.

La primera línea nos indica el tratamiento a emplear en primera instancia, la segunda el complementario aconsejado, y la tercera la terapia de refuerzo y consolidación.

Aparato respiratorio

Anginas: Cobre-Bismuto, Cobre-oro-plata.
    Ferrum phosphoricum, Ribes nigrum
    Tomillo.
Faringitis: Azufre, Bismuto, Manganeso-cobre
    Rosa canina, Ribes nigrum
    Própolis
Asma: Manganeso, manganeso-cobre.
    Azufre, fósforo.
    Grindelia, Lobelia
Bronquitis: Manganeso-cobre
    Azufre, yodo
    Ribes nigrum, Drosera.
Disnea: Manganeso-cobalto
    Germanio
    Grindelia
Enfisema: Manganeso-cobalto
    Magnesio
    Ajo
Gripe: Cobre, cobre-oro-plata
    Saúco
    Própolis
Neumonía: Cobre-oro-plata.
    Equinácea
Tosferina: Fósforo
    Drosera
    Bardana

Aparato cardiovascular

Arteriosclerosis: Cobre

Litio, magnesio, cromo
Olivo
Flebitis: Manganeso-Cobalto
Magnesio
Ginkgo Biloba
Hemorroides: Manganeso-cobalto
Azufre
Hamamelis, bolsa de pastor
Insuficiencia cardiaca: Manganeso-cobalto
Fósforo, yodo
Espino blanco
Hipertensión: Manganeso, manganeso-cobalto.
Yodo, selenio
Muérdago, olivo
Hipotensión: Cobre
Yodo
Cardo mariano
Palpitaciones, taquicardias: Cobalto, manganeso-cobalto
Fósforo
Cobre-oro-plata
Trombosis: Cobalto
Magnesio

Sistema digestivo

Acetonemia: Manganeso
Azufre
Diente de león
Aerofagia: Níquel-cobalto
Anís verde
Carbón vegetal
Estreñimiento: Manganeso-cobalto
Azufre, magnesio
Semillas de lino
Hipo: Cobalto
Reflexoterapia

Ictericia, hepatopatías: Manganeso, cobre-oro-plata
 Azufre
 Cardo mariano
Úlcera gastroduodenal: Manganeso-cobalto, níquel-cobalto.
 Cinc-níquel-cobalto, cobre-oro-plata.
 Arcilla, col, regaliz, própolis.

Aparato genito-urinario

Adenoma de próstata: Cinc-cobre
 Semillas de calabaza, polen.
Cistitis: Manganeso-cobre
 Cobre-oro-plata
 Gayuba
Dismenorrea: Manganeso
 Yodo, cobre-oro-plata
 Agnus cactus
Enuresis: Manganeso-cobre, cinc-cobre
 Flúor, Litio
Impotencia: Cinc-cobre, cobre-oro-plata
 Polen, Damiana
 Gingko Biloba
Frigidez: Cobre-oro-plata
 Magnesio
 Eleuterococo, Damiana
Menopausia: Manganeso-cobalto
 Salvia, Onagra.
 Soja

Afecciones endocrinas

Diabetes: Cinc-níquel-cobalto
 Litio, Azufre, Cromo
 Bardana, Travalera
Retraso en el crecimiento: Cinc-cobre
 Magnesio, aminoácidos

Clorella

Hipertiroidismo: Manganeso-cobalto

Yodo, Litio

Valeriana

Hipotiroidismo: Manganeso-cobre

Yodo

Fucus, laminarias

Obesidad: Cinc-níquel-cobalto

Yodo, Potasio.

Malva, Fucus

Aparato óseo

Artrosis: Manganeso-cobre, Cobre-oro-plata

Fósforo, Flúor, Magnesio, Selenio.

Harpagofito, Mejillón de labio verde

Debilidad en ligamentos: Flúor, Sílice

Cola de caballo

Osteoporosis: Cobre, Flúor

Dolomita, ácido fólico, vitamina D

Soja

Inflamaciones: Azufre, Potasio, Cobre

Harpagofito, Uña de gato

Piel

Acné: Manganeso-cobre, Cinc-cobre

Magnesio, Cobre-oro-plata

Bardana, levadura de cerveza

Alopecia: Cinc-cobre, Cobre-oro-plata

Azufre, Sílice, Yodo

Alfalfa, Mijo

Eczemas: Manganeso-Cobre-cobalto

Azufre, Magnesio

Bardana

Psoriasis: Cinc-níquel-cobalto

Cobre-oro-plata, Magnesio
Calahuala

Sistema nervioso

Ansiedad, angustia: Manganeso-cobalto, Litio
                     Melisa, Hipericón
Insomnio: Manganeso-cobalto
            Aluminio, Litio, Fósforo, Triptófano
            Lúpulo
Irritabilidad: Manganeso
                 Magnesio
                 Azahar, Espino blanco
Depresión: Litio, Cobre-oro-plata
             Hipericón, Genciana

Otros

Cataratas: Magnesio
             Azufre
             Superóxido dismutasa (SOD), Glutatión reducido
Alergias: Manganeso, Manganeso-cobre
            Helicrisium, Hisopo

Anemia: Cobre, Cobalto, Hierro
          Manganeso
          Remolacha

Cáncer: Magnesio, Cobre-oro-plata.
          Muérdago, Eleuterococo
          Uña de gato

OTROS LIBROS DE INTERÉS

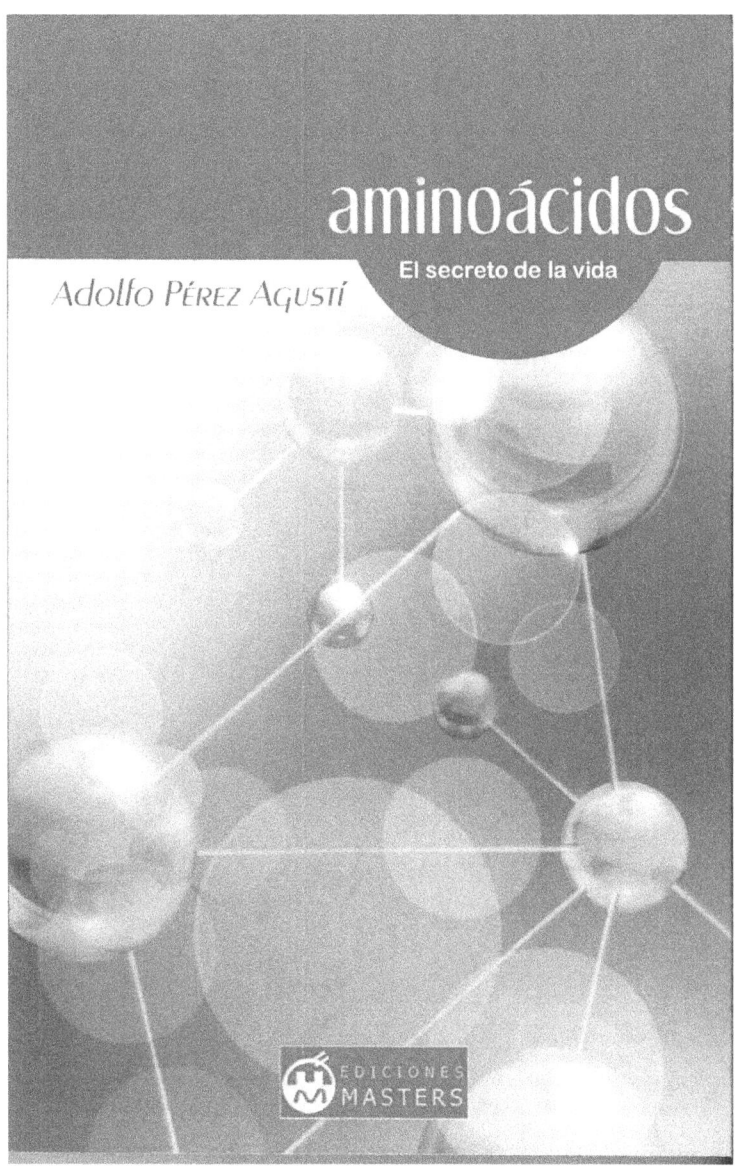

ANTIOXIDANTES Y ENZIMAS

Adolfo Pérez Agustí

SALUD, VIDA Y DEPORTE

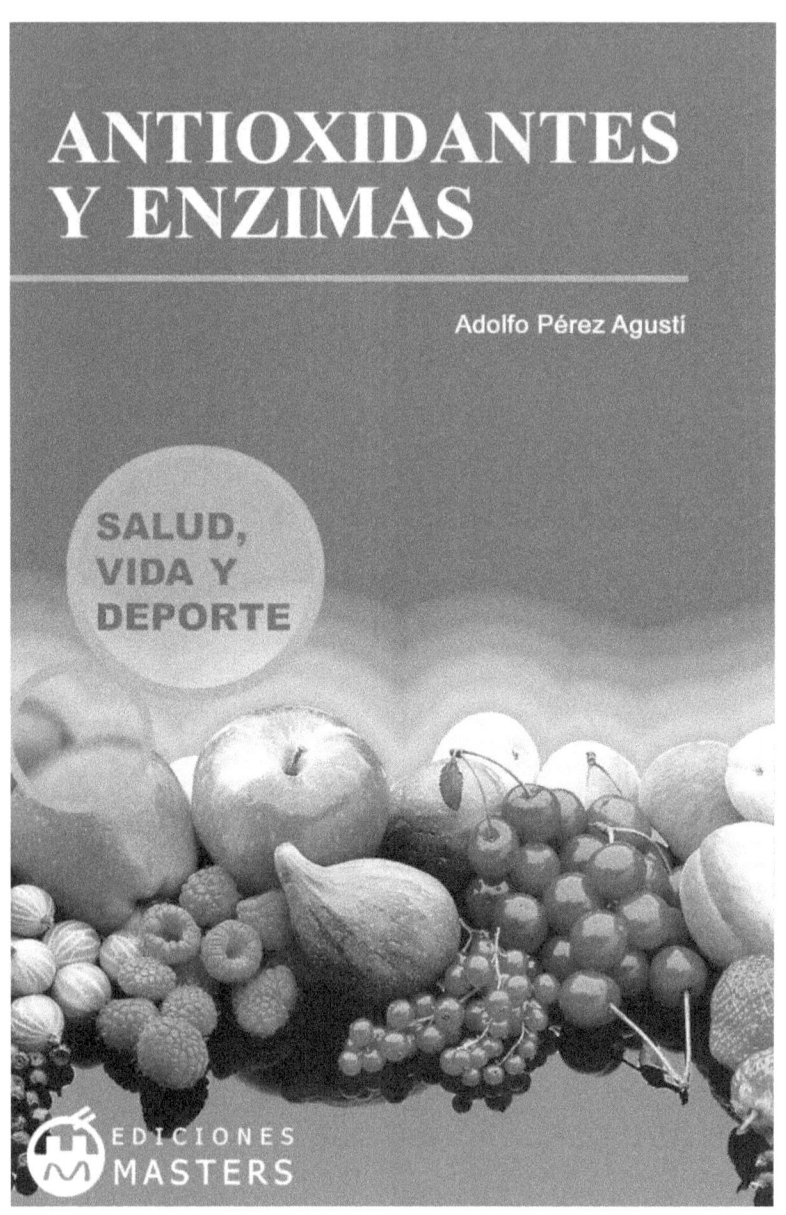

EDICIONES MASTERS

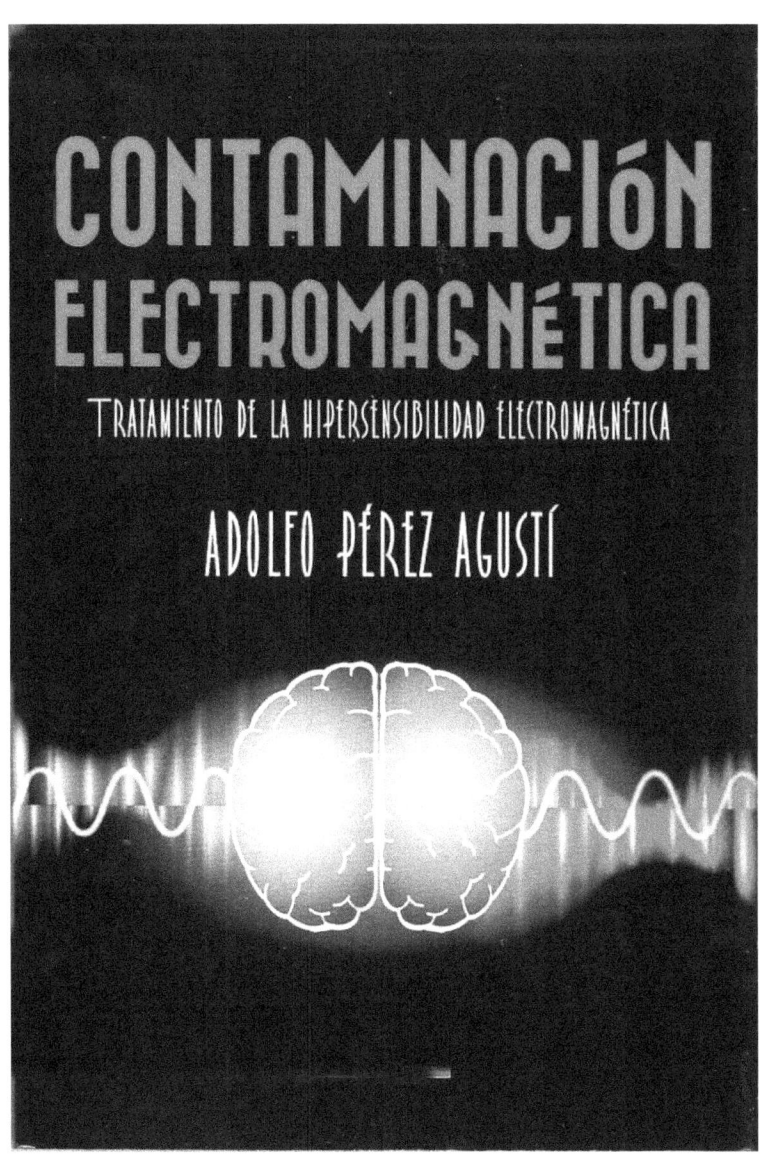

CONTAMINACIÓN ELECTROMAGNÉTICA

Tratamiento de la hipersensibilidad electromagnética

ADOLFO PÉREZ AGUSTÍ

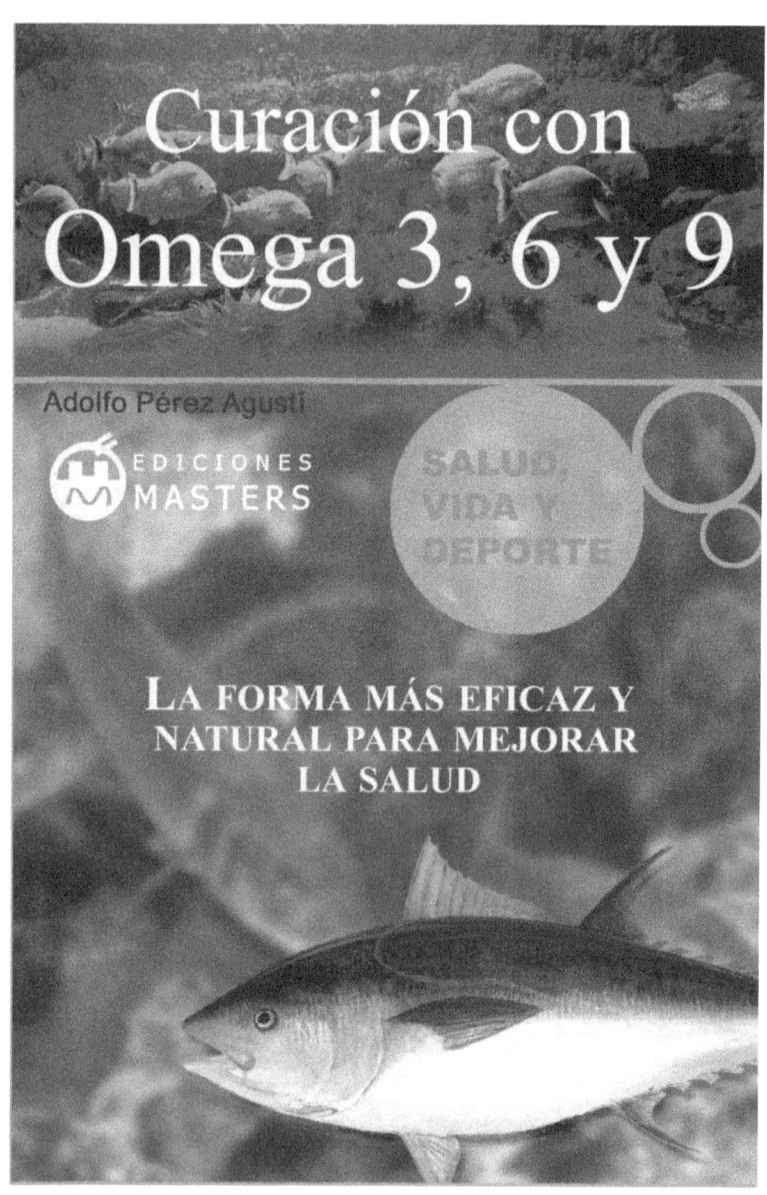

Curación con
Omega 3, 6 y 9

Adolfo Pérez Agustí

EDICIONES
MASTERS

SALUD,
VIDA Y
DEPORTE

LA FORMA MÁS EFICAZ Y
NATURAL PARA MEJORAR
LA SALUD

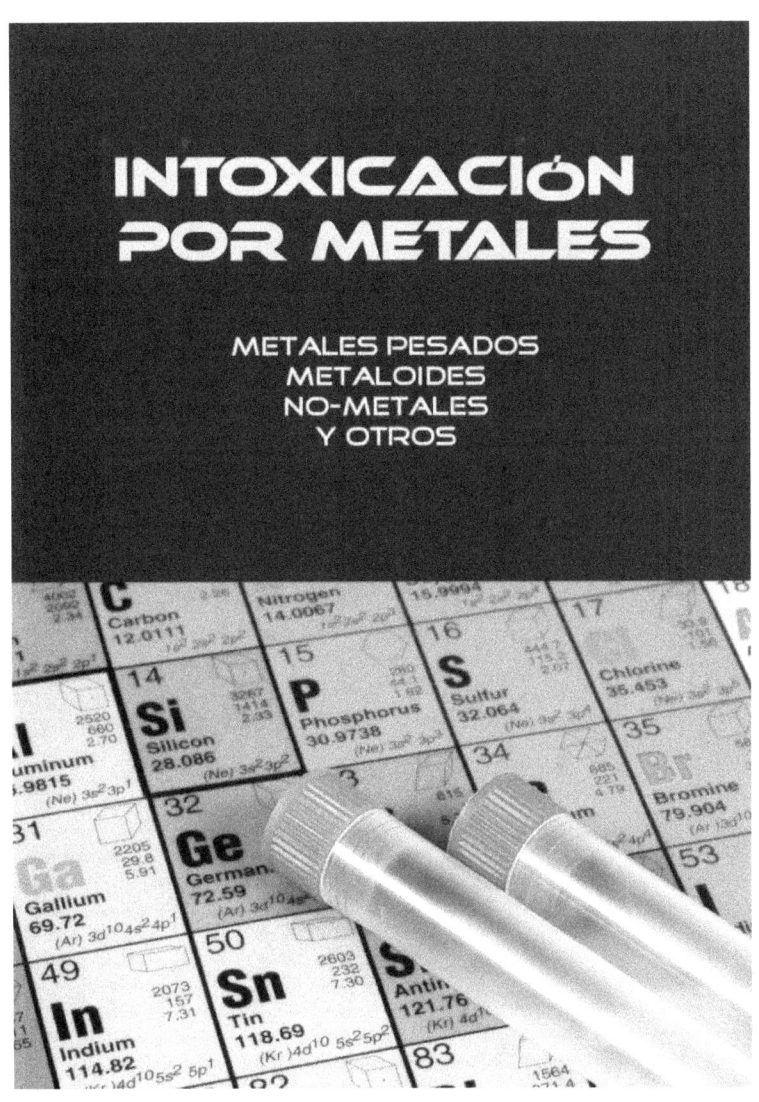

INTOXICACIÓN POR METALES

METALES PESADOS
METALOIDES
NO-METALES
Y OTROS

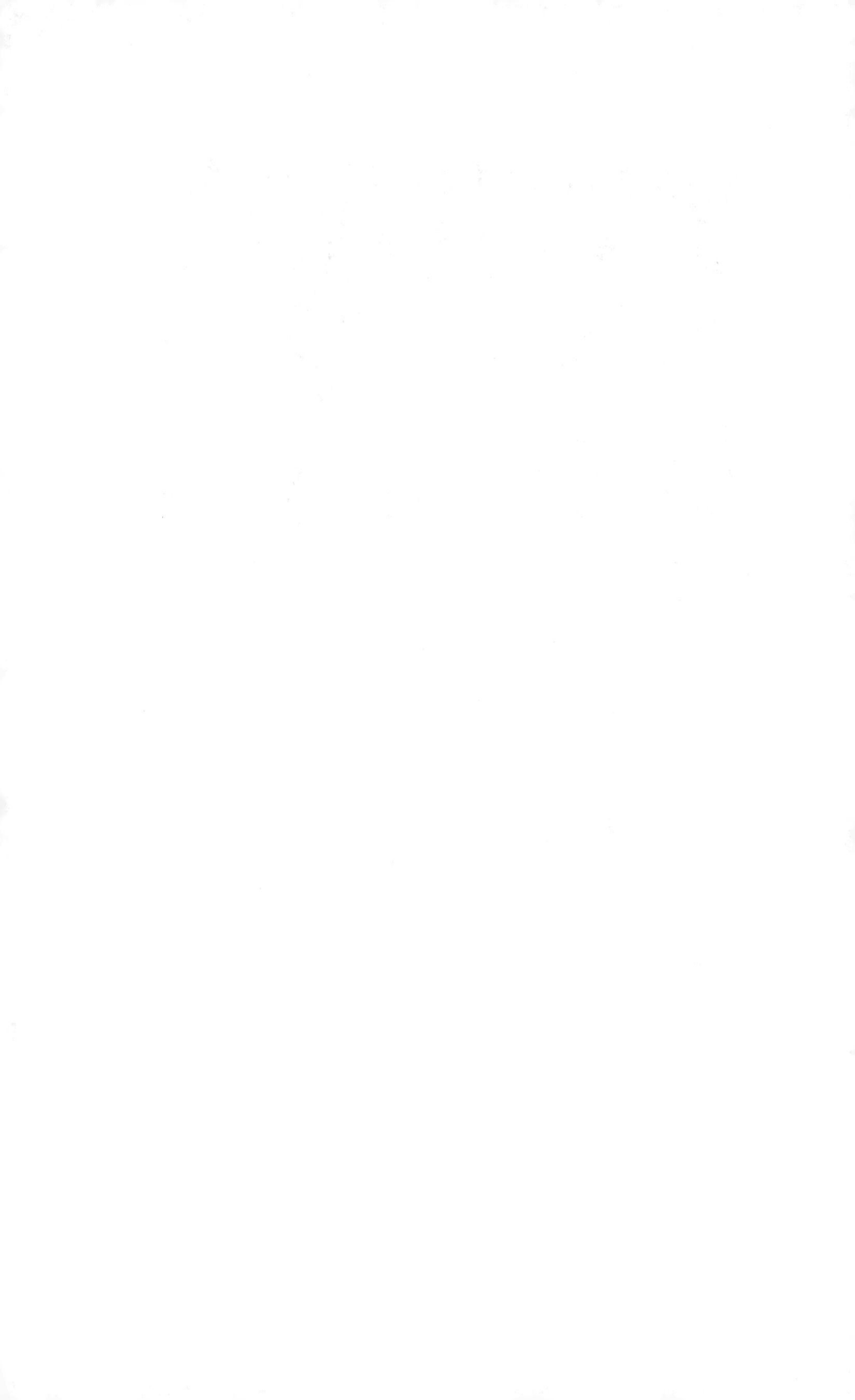

www.ingramcontent.com/pod-product-compliance
Lightning Source LLC
Chambersburg PA
CBHW060851170526
45158CB00001B/309